Shambhavi Shukla
Amitabh Kallury
Rajesh Kumar Balani

Estratégias de protracção dos molares mandibulares na ortodontia contemporânea

Shambhavi Shukla
Amitabh Kallury
Rajesh Kumar Balani

Estratégias de protracção dos molares mandibulares na ortodontia contemporânea

Abordagens ortodônticas para a substituição de dentes posteriores

ScienciaScripts

Imprint

Any brand names and product names mentioned in this book are subject to trademark, brand or patent protection and are trademarks or registered trademarks of their respective holders. The use of brand names, product names, common names, trade names, product descriptions etc. even without a particular marking in this work is in no way to be construed to mean that such names may be regarded as unrestricted in respect of trademark and brand protection legislation and could thus be used by anyone.

Cover image: www.ingimage.com

This book is a translation from the original published under ISBN 978-620-8-17083-7.

Publisher:
Sciencia Scripts
is a trademark of
Dodo Books Indian Ocean Ltd. and OmniScriptum S.R.L publishing group

120 High Road, East Finchley, London, N2 9ED, United Kingdom
Str. Armeneasca 28/1, office 1, Chisinau MD-2012, Republic of Moldova, Europe
Printed at: see last page
ISBN: 978-620-8-25495-7

Conteúdo

INTRODUÇÃO

Na prática ortodôntica diária, a ausência de molares ou pré-molares inferiores, muitas vezes causada por certas condições clínicas como cáries dentárias, problemas periodontais ou agenesia dentária, pode ser uma causa comum de colapso da mordida. Esta ausência pode resultar em desvio dos dentes opostos, inclinação e supra-erupção dos molares superiores. Além disso, pode levar à formação de pseudo-bolsas, diminuindo a altura e a largura do osso alveolar. A falta de um molar inferior pode causar problemas como o espaçamento posterior.[1] Este problema só pode ser tratado se o diagnóstico for precoce, ou seja, durante o período da dentição mista. As anomalias dentárias no número, forma, estrutura e posição dos dentes influenciam o planeamento do tratamento, causando má oclusão e outros problemas. A falta congénita de terceiros molares teve uma prevalência de aproximadamente 16,3%. Os terceiros molares impactados tiveram uma prevalência de cerca de 9,7%.[2]

Os ortodontistas escolhem normalmente uma das duas opções como plano de tratamento e isso decide se o molar deve ser mantido ou extraído. Se o espaço for planeado para o tratamento protético, o ortodontista é obrigado a criar esse espaço e a manter o rebordo alveolar são e salvo.[3,4,5] Se o ortodontista optar por eliminar o espaçamento, deve protrair o molar. Se o molar inferior for perdido, a melhor maneira de fechar o espaço é através do movimento recíproco de todos os dentes presentes. Roberts et al. utilizaram implantes endo-ósseos para fechar o espaço através do movimento mesial do segundo e terceiro molares inferiores do mesmo quadrante. É muito difícil protrair o dente posterior mandibular, especialmente o molar, devido à sua maior densidade.[6] Sem a retração dos anteriores e pré-molares, a protracção do segundo e terceiro molares inferiores torna-se ainda mais difícil. As placas corticais, tanto vestibulares como linguais, desempenham um papel crucial no tratamento, pelo que qualquer anomalia ou colapso pode levar a complicações. A ancoragem esquelética intra-oral, como os Dispositivos de Ancoragem Temporária (DATs), mini-implantes e placas, proporciona resultados bons e rápidos. Após a protracção do segundo molar, o problema do terceiro molar impactado é resolvido automaticamente, uma vez que existe a possibilidade de erupção natural do terceiro molar numa posição vertical sem qualquer tratamento especial.[7,8] Se a protracção do molar for realizada com sucesso, haverá um encerramento adequado dos espaços posteriores em falta e, consequentemente, os implantes e as pontes deixarão de ser necessários. Ao envolver o terceiro molar, o valor e o sucesso do tratamento são testemunhados. Devido ao envelhecimento, os problemas periodontais e de reabsorção radicular aumentam, o que causa dificuldades na protracção dos molares.[9,10] A ancoragem convencional oferece opções muito limitadas para o reforço da ancoragem anterior durante a protracção dos molares, especialmente na arcada mandibular. Normalmente envolve o uso dos dentes anteriores como unidade de ancoragem, mas isso é limitado pelas áreas de superfície radicular combinadas relativamente baixas desses dentes. A protracção dos molares é mais fácil na maxila do que na mandíbula, devido à relativa abundância de osso trabecular na primeira.[11,12] A grande quantidade de osso cortical e a poderosa musculatura circundante na mandíbula posterior afectam negativamente o movimento anteroposterior dos molares, que se torna ainda mais difícil com o tempo, à medida que o osso alveolar se estreita. Em vez de um aumento cirúrgico do rebordo alveolar, reduções substanciais na altura e largura alveolares podem limitar severamente o movimento mesial dos dentes posteriores, especialmente em casos de hipodontia (onde o alvéolo é hipoplásico) ou em locais edêntulos de longa data (onde se atrofiou).[13] A protracção molar é também mais difícil em adultos do que em crianças. As crianças e os jovens adultos têm menos problemas periodontais e de reabsorção radicular durante o encerramento do espaço do que os adultos mais velhos. Foram propostas muitas soluções diferentes para ultrapassar o problema da ancoragem e acelerar o tratamento, incluindo mini-implantes, lasers, estimulação eléctrica, vibração, corticisão, piezocisão, corticotomias e osteotomias.[14] Enquanto estudos anteriores se concentraram na erupção bem sucedida de terceiros molares impactados após a protracção do segundo molar, a saúde periodontal do segundo molar protraído tem recebido pouca atenção. Após uma quantidade substancial de protracção do segundo molar, a reabsorção do osso alveolar pode por vezes ocorrer no lado distal do segundo molar inferior.[15] No entanto, a maioria dos pacientes apresenta um suporte periodontal normal do segundo molar inferior. A extração de todos os primeiros molares permanentes tem sido uma controvérsia. Aqueles que são a favor afirmam que ela previne a má oclusão, a cárie dentária e a piorréia, enquanto outros sugerem que ela causa um distúrbio oclusal significativo, um aumento de cáries e uma mudança prejudicial no contorno e na aparência facial.[16]

Daugaard-Jensen[2] sugeriu que os casos de extração de primeiros molares não consomem mais tempo do que os casos de extração de 4 pré-molares e oferecem vantagens distintas em termos de gestão da ancoragem. Houston et al sugeriram que os antecedentes sociais desfavorecidos e o reduzido interesse pelos cuidados dentários são os principais factores que contribuem para que as crianças sejam submetidas a extracções de primeiros molares permanentes.[17]

Existem muitos tipos de dentes posteriores ausentes: U-E (extração E superior com falta do 2º bicúspide) (E: 2º molar decíduo), U-6 (falta do 1º molar superior) e U-7 (falta do 2º molar superior) na arcada superior; e da mesma forma, L-E (extração E inferior com falta do 2º molar),

L-6 (falta do 1º molar inferior) e L-7 (falta do 2º molar inferior) na arcada inferior. Os casos da arcada inferior são mais difíceis de tratar porque o osso é mais denso na mandíbula do que na maxila. Os casos de U-E são extremamente raros, e os casos de U7 -e L7 -não são tão difíceis de tratar porque o 3º molar erupciona facilmente para o espaço de extração do 2º molar; por conseguinte, apenas é necessário um pequeno movimento dos dentes posteriores. [18]

Após a protracção do 2º molar, mesmo um 3º molar impactado horizontalmente pode ser verticalizado. A investigação existente sobre o 3º molar tem sido sobre o desenvolvimento natural do 3º molar ou o seu movimento após a extração do 2º molar.

Esta dissertação fornece uma breve ideia sobre a variedade de abordagens de tratamento para a protracção de molares.

REVISÃO DA LITERATURA

1. ___K. Nagaraj,a M Upadhyay et al (2008)[20]___ Este relatório descreve o tratamento ortodôntico de uma mulher de 20 anos de idade com primeiros molares inferiores ausentes. Foram colocados parafusos de titânio no osso alveolar vestibular, entre as raízes do primeiro e segundo pré-molares, para proporcionar uma ancoragem absoluta para a protracção dos segundos molares nas áreas edêntulas atróficas. Mais de 8 mm de protracção foram feitos em 15 meses sem inclinação lingual significativa dos incisivos. Foram registados aumentos na largura do rebordo alveolar e na altura vertical do osso mesialmente ao segundo molar. Foi conseguida uma boa oclusão posterior, que se manteve durante 1 ano após o tratamento ativo.

2. ___Kravitz n (2008)[21]___ Os dispositivos ortodônticos de ancoragem temporária (DATs) podem fornecer ancoragem esquelética para a protracção de molares mandibulares, evitando os problemas frequentemente encontrados com o uso de ancoragem dentária. Este artigo apresenta várias estratégias para a protracção de molares com mini-implantes e revê as classificações periodontais para regiões edêntulas atróficas.

3. _Mimura H et al (2012)[22]_ Uma mulher, com 47 anos e 6 meses de idade, com uma mordida aberta anterior e uma mandíbula deslocada para a esquerda foi tratada com uma extração do primeiro molar inferior direito e sem cirurgia ortognática. No entanto, o seu segundo molar inferior não se moveu mesialmente durante o tratamento devido à densa lâmina dura; por conseguinte, a corticisão foi aplicada apenas no aspeto mesial do segundo molar inferior, e um mini-implante foi inserido simultaneamente. A corticisão foi introduzida como uma cirurgia dentoalveolar suplementar na terapia ortodôntica, com o objetivo de se obter uma movimentação dentária acelerada com mínima intervenção cirúrgica. Nessa técnica, um bisturi reforçado foi usado como um cinzel fino para separar as corticais interproximais transmucosalmente sem retalho. Esta técnica foi aplicada não para acelerar a movimentação dentária, mas para protrair os molares inferiores. Um mini-implante foi inserido no lado mesiobucal do molar inferior direito para protracção e intrusão. Além disso, foram inseridos mini-implantes nas faces vestibulares dos primeiros e segundos molares superiores e na face palatina do primeiro molar superior para intrusão dos mesmos, para correção do desvio mandibular e da inclinação do plano oclusal. Conseguiu-se uma excelente oclusão e a correção da mordida aberta anterior sem cirurgia. No exame de acompanhamento de 2 anos, o paciente tinha uma boa oclusão e mostrava uma boa estabilidade, sem abertura

do espaço de extração. A corticisão parcial é uma opção eficaz para facilitar o movimento dos molares inferiores.

4. ***Zimmermann L, Argenta M, et al (2014)***[23] fizeram este estudo para usar o método de elementos finitos para avaliar a distribuição de tensões e deformações no tecido ósseo local adjacente à miniplaca usada para ancoragem de forças ortodônticas. Métodos: Um modelo tridimensional composto por uma hemimandíbula e dentes foi construído a partir de imagens de tomografia computadorizada odontológica, no qual foi montada uma miniplaca com parafusos de fixação. Foram simulados os movimentos de verticalização e mesialização do segundo molar inferior que foi ancorado com a miniplaca. A miniplaca foi carregada com forças horizontais de 2, 5 e 15 N. Também foi aplicado um momento de 11,77 N\$mm. As distribuições de tensões e deformações foram analisadas e suas correlações com os critérios de remodelação óssea e estabilidade da miniplaca foram avaliadas. Resultados: Quando cargas ortodônticas foram aplicadas, o pico de deformação óssea permaneceu dentro da faixa de homeostase óssea (100-1500 m de deformação), com um equilíbrio entre a formação e a reabsorção óssea. A deformação máxima foi de 1035 m de strain com uma força de 5 N. Com uma força de 15 N, observou-se reabsorção óssea na região dos parafusos. Conclusões: Observámos uma maior concentração de tensões à volta dos parafusos do que no osso esponjoso. Os níveis de tensão e deformação aumentaram quando a força foi aumentada, mas permaneceram dentro dos níveis fisiológicos. O sistema de ancoragem composto por miniplaca e parafusos foi capaz de suportar as forças ortodônticas, o que não afetou a estabilidade da miniplaca.

5. ***Janakiraman N et al (2016)***[24] A técnica de utilização de ancoragem absoluta a partir de implantes endósseos para a protracção de molares inferiores foi introduzida por Roberts e colegas. Desde o desenvolvimento dos mini-implantes, muitos mais clínicos têm considerado este procedimento.Embora os mini-implantes proporcionem uma ancoragem absoluta, o tratamento ortodôntico é mais demorado, variando entre dois e quatro anos. O aumento da duração pode dever-se ao tempo necessário para corrigir os efeitos secundários que tendem a ocorrer durante a protracção dos molares, tais como a inclinação mesial ou a rotação mesial-in dos molares e o alargamento dos incisivos. Estes efeitos colaterais e o potencial roundtripping podem ser evitados através da compreensão das variáveis biomecânicas que afetam a protração molar.

6. ***Choudhary S et al (2017)***[25] Numa jovem mulher, com 16 anos de idade, com espaçamento anterior superior e rotação mesiopalatina dos incisivos centrais superiores, os espaços de extração dos primeiros molares inferiores direito e esquerdo foram fechados por protracção dos segundos e terceiros molares sem retração recíproca dos incisivos e pré-molares. As quantidades de protracção para os segundos molares foram de 8 mm no lado direito e 6 mm no lado esquerdo. A verticalização inicial dos segundos molares inferiores foi feita por meio de T-loop em ambos os lados. Um mini-parafuso de titânio foi colocado no osso alveolar vestibular entre o primeiro e o segundo pré-molares do lado direito para proporcionar uma ancoragem direta para as forças de protracção absolutas. No lado esquerdo, a verticalização e a protracção foram efectuadas em simultâneo com a utilização de uma ansa em T, uma vez que o espaço era desigual e menor no lado esquerdo do que no lado direito. Foi efectuada uma cuidadosa consideração biomecânica para evitar a inclinação e a rotação dos dentes posteriores. O tempo de tratamento foi de 20 meses. Conseguiu-se um overjet e uma sobremordida ideais com uma boa oclusão posterior.

7. ***Uribe F et al (2018)***[26] Este relato de caso descreve o tratamento interdisciplinar de uma mulher de 58 anos de idade que tinha falta dos primeiros molares inferiores e dos primeiros molares superiores supra-erupcionados. O plano de tratamento incluiu a intrusão dos primeiros molares superiores e a protracção do segundo molar inferior assistida por corticotomia com o auxílio de dispositivos de ancoragem temporários. Os mini-implantes foram eficazes na intrusão dos primeiros molares superiores e na protracção dos segundos molares inferiores. Embora um bom resultado funcional tenha sido alcançado em 41 meses, o procedimento assistido por corticotomia não reduziu significativamente o tempo de tratamento.

8. ***Marusamy KO et al (2018)***[27] A perda precoce de dentes permanentes, a falta congénita de incisivos laterais ou segundos pré-molares, caninos extremamente deslocados ou impactados, resultam numa dentição superior reduzida. Isso leva ao desenvolvimento de mordida cruzada na dentição maxilar. A prótese de dentadura parcial, os implantes dentários e o fecho de espaços através de ortodontia fixa são os vários meios de tratamento dos espaços edêntulos. A protracção dos molares é morosa e difícil. O dispositivo de ancoragem temporária (DAT) ajuda a protrair os molares sem perda de ancoragem. Este relato de caso descreve o tratamento ortodôntico de uma mulher de 25 anos de idade com mordida cruzada lateral usando aparelho de plano de mordida posterior com aparelho ortodôntico fixo. O segundo molar superior perdido foi

protraído mesialmente para o espaço de extração do primeiro molar com o TAD para evitar a substituição da prótese.

9. ***-UnBong Baik (2018)***[28] fez o estudo com a ajuda de TADs (dispositivos de ancoragem temporária), a protracção substancial do 2.º molar tornou-se possível no caso de dentes posteriores em falta. Foi concluído um total de 260 casos de U-6 (falta do 1.º molar superior), L-6 (falta do 1.º molar inferior) e L-E (extração do E inferior com falta do 2.º molar, E: 2.º molar decíduo). Após a protracção do 2º molar, mesmo um 3º molar impactado horizontalmente pode ser verticalizado. Este tratamento tornar-se-á uma excelente modalidade de tratamento, substituindo implantes e pontes em casos de falta de dentes posteriores.

10. ***Toshniwal NG et al (2019)***[29] A gestão de pacientes com segundos pré-molares mandibulares em falta ou com extração de segundos molares continua a desafiar os clínicos a encontrar as melhores opções de tratamento. O ortodontista deve tomar a decisão correta no momento adequado relativamente à gestão do espaço edêntulo. Se for deixado espaço para uma eventual substituição protética, o clínico deve tentar criar a quantidade exacta de espaço necessário e deixar o rebordo alveolar numa condição ideal para a futura restauração. Se o espaço tiver de ser fechado ortodonticamente, devem ser evitadas alterações prejudiciais à oclusão e ao perfil facial. Por isso, a decisão correta deve ser tomada no momento apropriado. Qual o método de protracção de molares que é melhor realizado por exigência de ancoragem.

11. ***Un-Bong Baik et al (2019)***[30] fizeram o estudo para investigar os fatores associados à mesialização espontânea de terceiros molares impactados após a protração do segundo molar para fechar o espaço causado por um primeiro molar inferior ausente (L-6) ou segundos molares inferiores decíduos retidos com um pré-molar sucessivo ausente (LE). Materiais e Métodos: Radiografias panorâmicas de pacientes tratados com protracção do segundo molar inferior para fechar o espaço devido à falta de L-6 ou L-E (14 homens, 36 mulheres, idade média ¼ 18,6 6 4,4 anos) foram analisadas antes do tratamento (T1) e após a protracção do segundo molar (T2). Os fatores associados à quantidade de mesialização do terceiro molar foram investigados por meio de análises de regressão. Resultados: Os segundos molares inferiores estavam protraídos em 5,1 6 2,1mm e 5,8 6 2,7mm, medidos na coroa e na furca radicular, respetivamente. Após a protração dos segundos molares, os terceiros molares apresentaram mesialização espontânea de 4,3 6 1,6mm e 3,8 6 2,6mm, medidos na coroa e na furca da raiz,

respetivamente. O estágio de Nolla do terceiro molar em T1 (B ¼ 0,20, P ¼ .026) e o tempo de protração do segundo molar (B ¼ 0,04, P ¼ .042) foram significativamente associados com a quantidade de mesialização do terceiro molar. Conclusões: Foi observada uma maior mesialização do terceiro molar quando o estágio de Nolla do terceiro molar era maior antes do tratamento e quando o tempo de protração do segundo molar era maior.

12. ***Lee Y, (2019)***[31] Um estudo foi realizado com a protracção ortodôntica de molares para o espaço edêntulo é uma opção de tratamento para pacientes com molares ou pré-molares mandibulares em falta. O fechamento do espaço movendo os molares mesialmente para a crista edêntula é difícil, especialmente na mandíbula. Esta revisão sistemática teve como objetivo avaliar as alterações dentárias e periodontais após a protracção de molares mandibulares para um rebordo edêntulo. Critérios específicos de inclusão e exclusão foram extraídos e analisados. A qualidade dos estudos foi avaliada de forma objetiva. Resultados: No total, 490 estudos foram identificados para triagem, e oito estudos foram elegíveis. Todos os estudos eram de baixa qualidade. Oito estudos incluídos eram retrospectivos. A quantidade média de protracção do molar no movimento da coroa e no movimento da raiz variou de 3,01 mm a 9,83 mm e de 7,1 mm a 10,1 mm, respetivamente. As alterações no comprimento da raiz variaram de -1,3 mm a +1,3 mm. As alterações na altura do osso alveolar variaram de -2,0 mm a +1,3 mm no plano mesiodistal e de +0,95 mm a +1,91 mm no plano vestibulolingual, e as alterações na largura/espessura do osso alveolar vestibulolingual variaram de -0,66 mm a +2,60 mm. Conclusões: Os molares mandibulares podem ser protraídos com sucesso para a crista edêntula, especialmente usando ancoragem esquelética. As alterações dentárias e periodontais subsequentes, em termos de reabsorção radicular apical externa e perda óssea alveolar, são mínimas e não são clinicamente relevantes. A largura/espessura do osso alveolar aumenta após a protracção dos molares para as cristas edêntulas nos adolescentes, mas não ocorre de forma consistente nos adultos.

13. ***Asok N (2020)***[32] Para fornecer uma variedade dos vários métodos de como o dogma da protracção molar é alcançado. Materiais e Métodos: Foram pesquisadas fontes de informação relevantes para a Ortodontia, utilizando bases de dados electrónicas, incluindo PubMed e Google Scholar, e relatórios actuais. Resultados: Devido à rápida evolução das novas técnicas em Ortodontia, vários métodos foram explorados e muito ficou por revelar. Conclusões: Tendo em conta os vários métodos através dos quais se pode abordar a protracção molar, deve verificar-se sempre a facilidade do

procedimento, evitando a destreza do clínico, e deve também verificar-se a colaboração do doente. Em geral, a eficiência está mais na mão do clínico do que na técnica em si.

14. ***Mehta S et al (2022)***[33] A protracção de molares é sempre considerada uma tarefa difícil. Este artigo revê as indicações clínicas, a dificuldade associada, a biomecânica, as várias modalidades e os potenciais problemas com a protracção de molares.

15. ***Moharil S et al (2023)***[34] Muitos ortodontistas preocupam-se com o espaçamento na arcada mandibular, quer seja devido à extração do segundo molar ou devido à falta do segundo pré-molar. A falta do molar inferior pode causar problemas como o espaçamento posterior. Se o clínico pretender optar por uma perspetiva protética, então deve ser deixada uma quantidade exacta de espaço na arcada e o rebordo alveolar deve ser mantido intacto. Existem vários aparelhos que tornam este mecanismo possível e que incluem a mecânica de anéis, como o cherryloop, o running loop, o T loop, as curvas em V e tip back, as curvas e barras deslizantes, etc. Os recentes avanços nos TADS aumentaram o âmbito da protracção dos molares nos casos em que a retração dos anteriores não é defendida. Sem a retração dos anteriores e pré-molares, a protracção dos segundos e terceiros molares inferiores torna-se ainda mais difícil. Para conseguir a protracção dos molares inferiores, várias abordagens estão a ser reconhecidas como protracção molar assistida por corticotomia, PAOO. Com esta mesialização do 2º molar, até o 3º molar impactado pode ganhar espaço na arcada sem intervenção cirúrgica. Com este tratamento obtém-se a dentição natural, ou seja, não haverá necessidade de implantes protéticos e pontes para tratar casos de falta de dentes posteriores. Este artigo de revisão foca as indicações da protracção de molares e as várias modalidades com as quais podemos conseguir a mesialização do segmento posterior.

16. ***Zhou H, Yuan X, Hong H, et al*** A protracção de dentes posteriores mandibulares em regiões edêntulas é um desafio na prática clínica. Este caso demonstrou um pequeno movimento dentário de um segundo molar inferior para substituir o primeiro molar adjacente em falta numa mulher de 15 anos de idade. Um movimento corporal eficiente do segundo molar inferior foi conseguido através de um aparelho de protracção ancorado num mini-implante. Com este sistema biomecânico cuidadosamente concebido, a protracção de mais de 10 mm do molar foi conseguida em 14 meses sem inclinação mesial ou lingual. O terceiro molar adjacente erupcionou espontaneamente durante o processo de protracção e inclinou-se para mesial. Através de braquetes e fio

segmentado após a protracção, o segundo e terceiro molares foram protraídos com sucesso e uma boa interdigitação vestibular foi alcançada. A combinação da alça de protracção de Albert e do mini-implante permite uma protracção mais eficiente dos molares inferiores, evitando a inclinação mesial e a rotação lingual dos molares.

CLASSIFICAÇÕES DA PROTRACÇÃO MOLAR

A protracção molar com TSAD pode ser classificada pela área em falta e pela quantidade de movimento dos dentes posteriores.

1. Pela área em falta (i) Primeiro molar maxilar em falta (Fig. 8.1a) (ii) Primeiro molar mandibular em falta (Fig. 8.1b) (iii) Encerramento do espaço E (segundo molar decíduo) (mandíbula) (Fig. 8.1c) quando falta o segundo pré-molar permanente

2. Pela quantidade de movimento mesial dos dentes posteriores (i) Retração pura dos dentes anteriores: Na prática, há muito poucos casos de retração pura dos dentes anteriores, porque o comprimento mesiodistal do primeiro molar é muito longo.`

(ii) Tração recíproca (Fig. 8.2a): Muitos casos se enquadram nesta categoria. (iii) Protracção pura dos dentes posteriores (Fig. 8.2b): O espaço perdido do primeiro molar é fechado por protracção pura dos dentes posteriores. Se o primeiro molar estivesse intacto, estes casos poderiam ser tratados com nenhuma extração. Esse é o tipo mais difícil de movimentação dentária, pois a distância a ser movimentada é a maior.

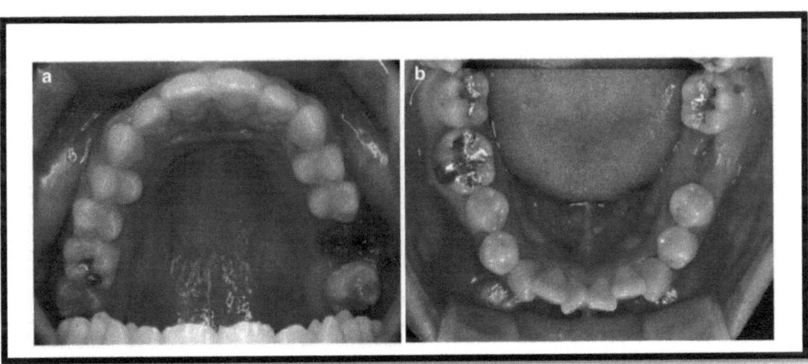

Fig. 1. Três áreas de dentes posteriores em falta. (a) Primeiro molar maxilar ausente. (b) Primeiro molar inferior ausente. (c) Fechamento do espaço E (segundo molar decíduo) (mandíbula) quando o segundo pré-molar permanente está ausente

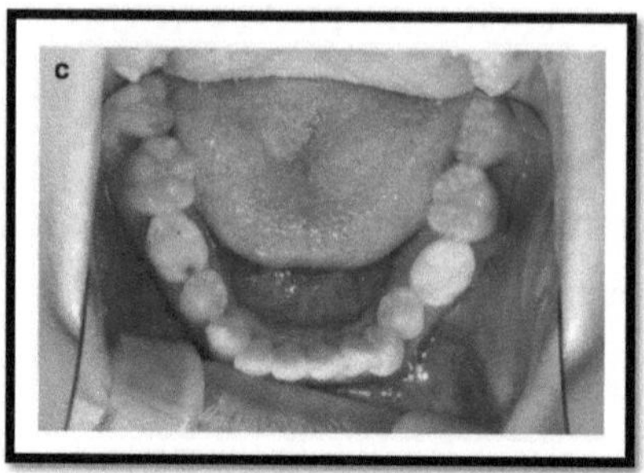

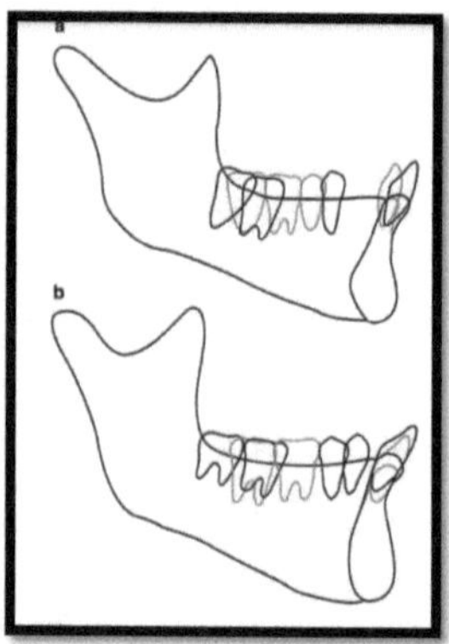

Fig 2. (a) Tração recíproca. (b) Protracção pura dos dentes posteriores

CRITÉRIOS DE DIAGNÓSTICO (SELECÇÃO DE CASOS) [35]

- Casos com overjet mínimo com espaço de extração não completamente fechado.

- Perfil reto em que a retração dos dentes anteriores resulta num recuo da face

- Os molares permanentes são colocados no espaço dos pré-molares e molares permanentes em falta.

- Quando a relação canina de Classe I em ambas as arcadas é atingida.

- Quando a relação molar é de classe II e classe III. A análise Pitchfork é efectuada para ver a distância do primeiro molar aos incisivos e os resultados pós-tratamento dos mesmos são comparados. Determina o quanto o molar mesializou em relação à dentição e às bases maxilar e mandibular.

INDICAÇÕES DE PROTRACÇÃO DE MOLARES [36]

1. Maloclusões de Classe I, II e III com espaçamento generalizado onde o overjet é mínimo.

2. Relação molar de classe II em que a mandíbula deve ser prolongada.

3. Casos de má oclusão de Classe I Tipo 1 em que foi feita a extração dos primeiros prémolares e, após retração completa, o espaço da extração é deixado na arcada maxilar

4. Casos de relação molar de classe II final/completa devido a retrognatismo mandibular em que foi feita a extração dos segundos pré-molares para corrigir a relação molar.

5. Casos de relação molar de classe III, em que a correção molar deve ser feita e também para corrigir o overjet invertido.

6. Perda de ancoragem durante o tratamento ortodôntico ativo.

7. Molares permanentes perdidos devido a cárie, em que os segundos molares devem ser mesializados.

8. Casos de padrão de crescimento vertical, como a mordida aberta esquelética, em que a mesialização dos molares no espaço extraído ajuda a fechar a mordida.

9. Altura facial anterior inferior excessiva.

CONTRA-INDICAÇÕES DA PROTRACÇÃO DE MOLARES

1. Casos de pequena altura facial anterior inferior.

2. Mordedura profunda esquelética.

3. Padrão de crescimento horizontal.

BIOMECÂNICA

Mecânica da fricção

Em termos de mecânica de fechamento de espaço, a protracção de molares é semelhante à retração de caninos: as considerações biomecânicas primárias relacionam-se com o deslocamento translatório antero-posterior dos dentes. O papel da fricção durante o deslizamento e a deflexão do fio da arcada são dois conceitos importantes que precisam de ser compreendidos para planear um encerramento eficiente e eficaz do espaço. Estes dois factores, se não forem controlados, levarão à ligação do fio do arco causando movimentos indesejados como a inclinação do molar mesial. Isto pode resultar em protracção (desvio mesial) de toda a arcada dentária e intrusão do incisivo. Isto manifesta-se como uma redução do overjet e da sobremordida.[37,38]

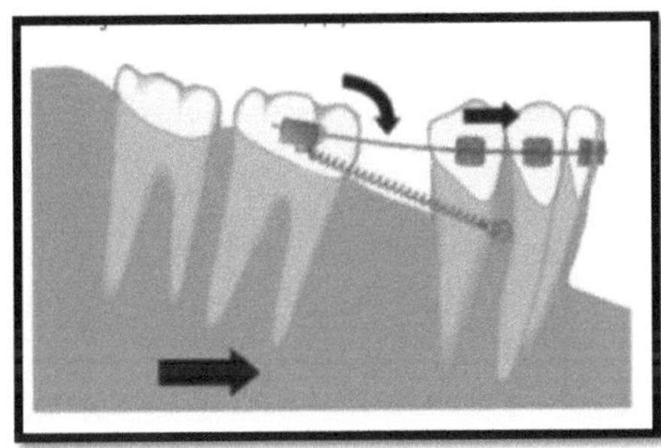

Se houver sinais de intrusão desfavorável de incisivos, então adicione uma curva de fechamento de mordida ao fio de arco. Se o avanço e a proclinação dos incisivos ocorrerem, como resultado da ligação do fio de arco, considere a adição de tração suplementar dos molares para os dentes anteriores ou ganchos de fio de arco.

Resistência de fricção α FXD/MTW

F- Força aplicada,

D - Distância entre o ponto de aplicação da força e o COR,

MTW - Largura do tubo molar

Assim, a aplicação de níveis de força óptimos mais próximos do COR e a utilização de brackets mais largos podem reduzir a resistência à fricção durante a protracção dos molares. Para reduzir a fricção entre o fio e o tubo molar, as extremidades do fio devem ser arredondadas com uma broca de diamante e polidas com uma roda de borracha antes da inserção.

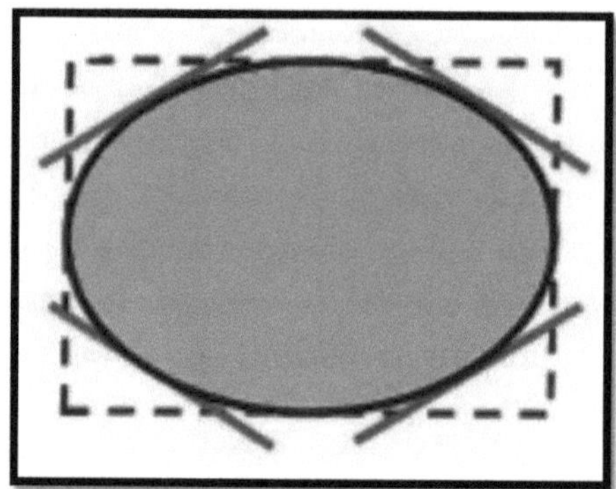

O segundo desafio mais importante enfrentado durante a protracção é a deflexão do fio do arco.

Deformação α F X L3 AD

F - Força aplicada,

L - Vão entre consolas,

AD - Dimensão do fio do arco

Se os molares tiverem de ser movidos ao longo de um fio de arco contínuo, recomenda-se um fio SS de 0,016 X 0,022 polegadas ou 0,017 X 0,025 polegadas (em ranhuras de 0,018 polegadas) ou fio SS de 0,019 X 0,025 polegadas (em ranhuras de 0,022 polegadas) para evitar a inclinação mesial.

A ancoragem precisa ser reforçada por elásticos de Classe II médios de 3/16 ou 1/4 de polegada entre os segundos molares inferiores e os caninos superiores (ou incisivos laterais). Forças aplicadas no nível coronal irão inclinar os molares mesialmente durante a protracção, especialmente se houver uma deficiência alveolar vertical no aspeto mesial do molar. Isso também tende a ser pior se um segundo molar não estiver disponível ou anexado para ajudar a controlar o alinhamento do primeiro molar. 1 Na fase inicial da protracção, a aplicação de uma força elástica de um mini-implante para o molar irá gerar um Mf, uma vez que a força é aplicada acima do CR do molar. Isso resulta em inclinação mesial devido à folga entre o slot do braquete e o fio.[39,40]

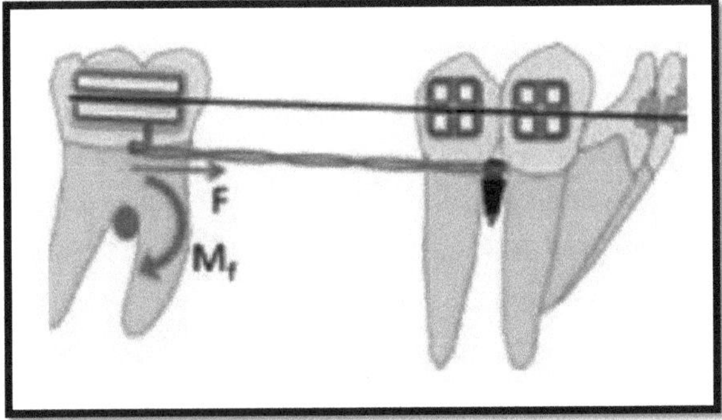

Quando o molar inclina-se mesialmente, o fio do arco entra em contacto com o bordo do tubo do molar, criando um momento de acoplamento (Mc) que eleva o molar inclinado mesialmente com o decaimento da força aplicada.

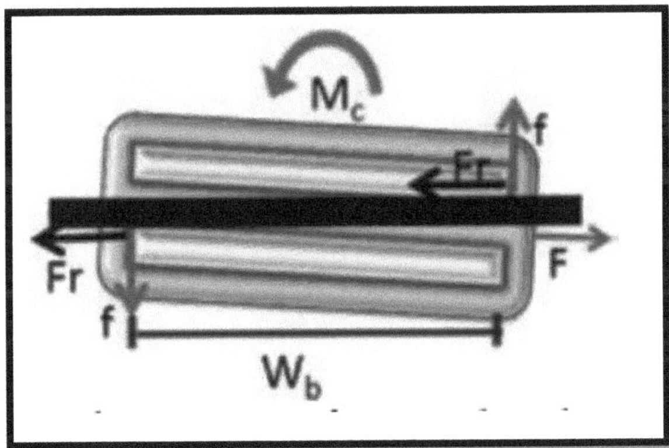

Fig. 3 : Wb largura do suporte; Fr = resistência de fricção; f= par intra-braço

Com o deslocamento mesial do molar, a força diminui de magnitude, seja por decaimento ou por relaxamento da força aplicada, reduzindo Mf. Nessa fase, quando Mc for igual a Mf, o dente irá transladar. Mais tarde, quando Mc é maior que Mf, uma quantidade significativa de resistência de atrito (principalmente devido à ligação do fio do arco às ranhuras do braquete) é gerada na interface fio-tubo. Isso faz com que o centro de rotação se mova oclusalmente entre o tubo molar e o CR, resultando na verticalização da raiz do molar.

Controlo vertical dos molares

Durante a protracção, alguns contactos prematuros no segmento posterior ou a extrusão dos molares (devido à inclinação mesial) podem afetar as dimensões verticais da face. Em pacientes com ângulo normal a baixo, a extrusão molar é útil para abrir a mordida. No entanto, em doentes com mordida aberta esquelética ou de ângulo elevado, a extrusão molar tem de ser controlada através de uma aplicação mecânica cuidadosa. Nestes casos, a intrusão do molar é conseguida primeiro, seguida da mecânica de protracção. Isto pode ser efectuado eficazmente com um bloco de mordida posterior ou mecânica de ancoragem de microimplantes.

Considerações especiais aquando da utilização de TAD's

A utilização de um braço de potência posterior, para aplicar tração ao nível da furca do molar, auxilia o movimento corporal do molar e o encerramento unidirecional do espaço. envolve a colocação de um acessório de tubo duplo em, pelo menos, um molar por quadrante dentário e, em seguida, o fabrico de um braço de potência em aço a partir de um pedaço de arame rígido do arco, por exemplo, de tamanho 0,021 × 0,025.

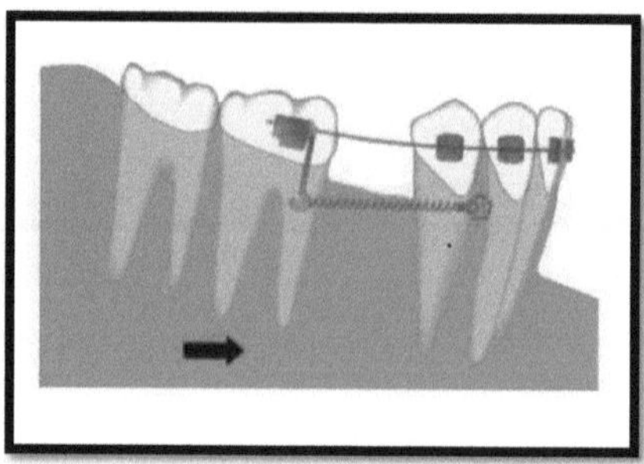

Uma profundidade de sulco bucal posterior pouco profunda pode impedir a colocação inicial de um power arm, especialmente no molar terminal, mas este pode ser adicionado assim que um movimento mesial suficiente do molar o mova para uma área com maior profundidade de sulco.

Técnicas de protracção dos molares

Os molares podem ser protraídos por aparelhos extra-orais e intra-orais. Nas técnicas intra-orais, os molares podem ser protraídos através de mecânica com e sem fricção, elásticos intra-orais, dispositivos de ancoragem temporária, aparelhos removíveis e fixos.[40]

<u>*Aparelhos extra-orais*[41]</u>

Máscara facial ou arnês de tração inversa

Delaire, Verdon e Floor utilizaram uma máscara facial para protrair a maxila. Na década de 1960, Delaire e outros reavivaram o interesse na utilização da máscara facial para a protracção do maxilar. Petit, mais tarde, em 1983, modificou o conceito básico, aumentando a força e diminuindo o tempo total de tratamento. No caso de má oclusão esquelética de Classe III, todo o maxilar superior, juntamente com os molares, pode ser protraído.

Protetor de cabeça modificado

Este aparelho foi introduzido por Nanda em 1980. O estudo mostra que a utilização do aparelho durante 4-8 meses pode deslocar a maxila 1-3 mm e a dentição maxilar 1-4 mm. O aparelho extrabucal de protracção modificado (MMPH) pode ser utilizado eficazmente em pacientes de Classe III com maxila retrognática e tendência para mordida aberta anterior.

<u>*Aparelhos intra-orais:*</u>

Aparelho de protracção mandibular (APM)

É um aparelho funcional fixo rígido, não complacente, desenvolvido recentemente, que fixa a mandíbula anteriormente e corrige a discrepância anteroposterior da Classe II. Este aparelho é utilizado basicamente para a protracção dos molares mandibulares. Existem quatro tipos de aparelhos de protracção mandibular, os MPA I, II, III e IV, que são utilizados para a correção da má oclusão de Classe II.

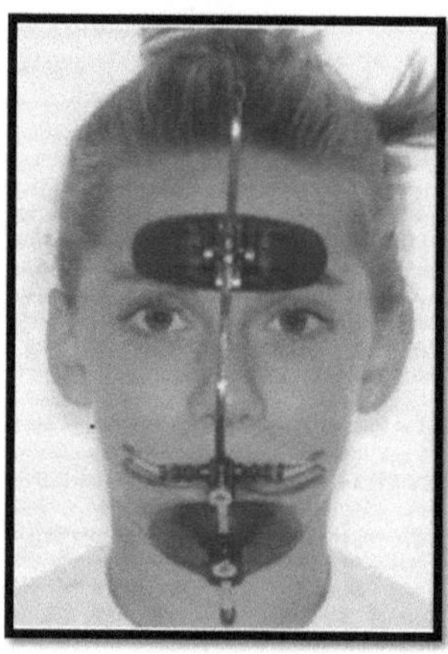

Fig. 4: Máscara facial ou arnês de tração inversa[8]

Aparelho de tração de proa em tandem (TTBM)

Foi concebido no ano de 1999 por Chun et al para a correção da má oclusão de classe III. Este aparelho intra-oral foi concebido por razões estéticas e para o conforto do paciente. O TTBM ajuda na mesialização da maxila, bem como da dentição maxilar em casos de más oclusões de classe III.

Molas helicoidais fechadas NiTi e correntes elastoméricas

São utilizados para o fecho de espaços. A unidade de ancoragem é formada de pré-molar a pré-molar e os molares são protraídos com molas helicoidais fechadas de NiTi. Está indicado nas más oclusões de Classe I, II e III com espaçamento generalizado em que a sobressaliência é mínima e nos casos de má oclusão de Classe I Tipo 1 em que foi feita a extração dos primeiros pré-molares e, após retração completa, o espaço da extração é deixado na arcada maxilar.

Elásticos intermaxilares de classe II

Utilizados para a protracção de molares. Os elastos intermaxilares de classe II são utilizados para a protracção dos molares inferiores.

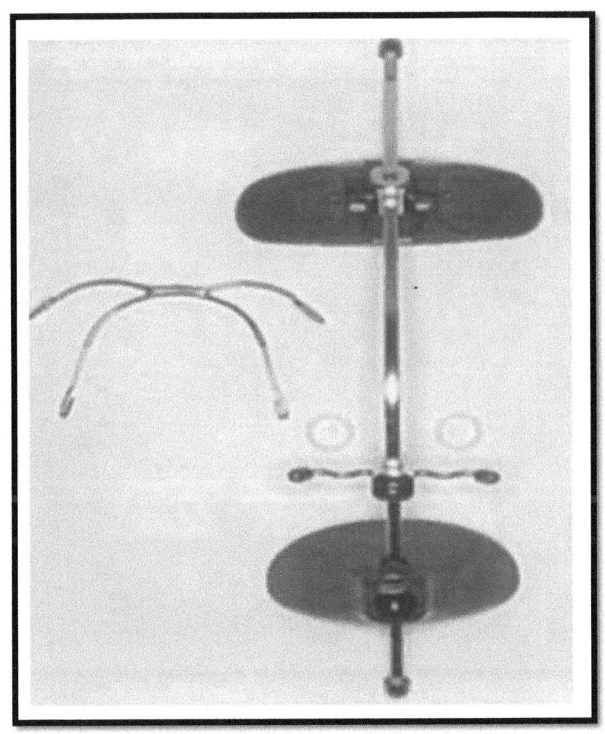

Fig. 5: Componentes do arnês de protracção modificado

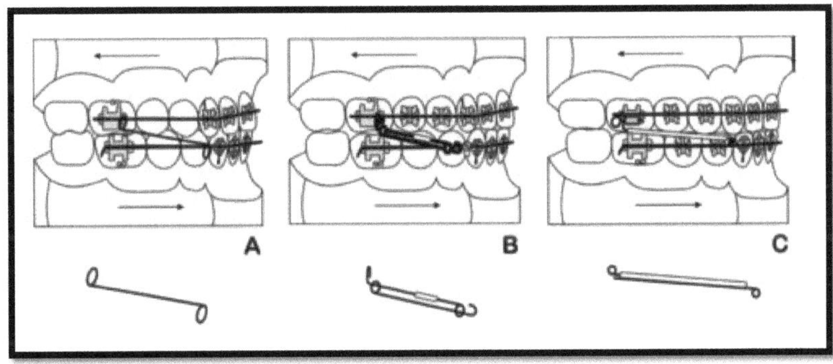

Fig. 6: A, MPA I; B, MPA II; C, MPA III.

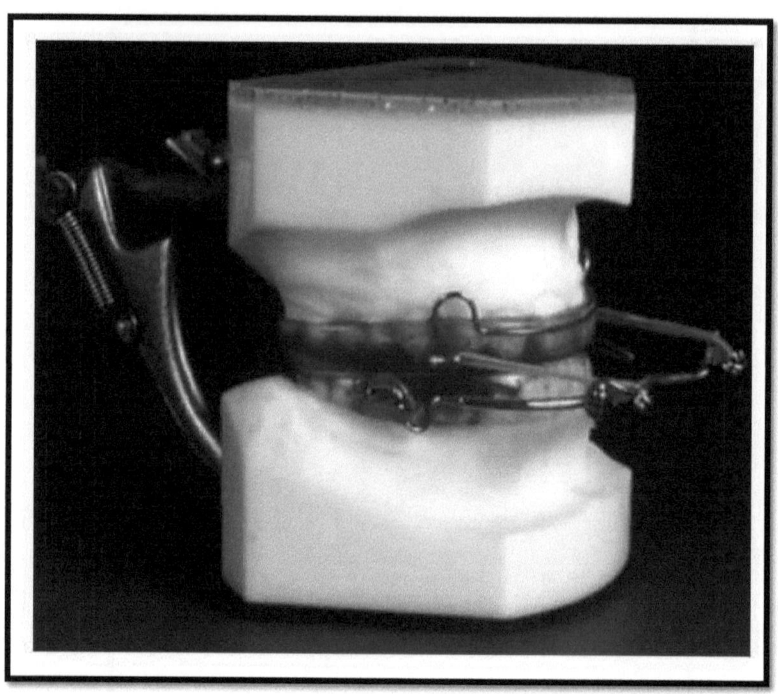

Fig. 8: Aparelho de arco de tração em tandem

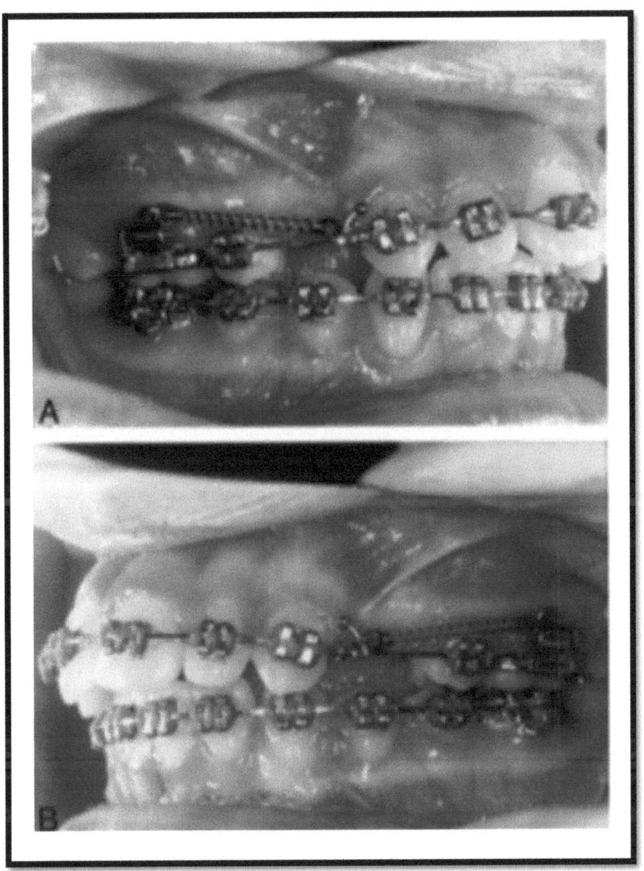

Fig. 9: As molas esquerda (A) e direita (B) são fixadas ao gancho de bola crimpável no fio do arco imediatamente distal ao canino superior numa extremidade e ao gancho no conjunto de brackets do primeiro molar superior na outra extremidade.

Elásticos intermaxilares de classe III

São utilizadas para a protracção dos molares superiores.

Curvas em V e curvas de ponta-cabeça

Provoca um movimento corporal dos dentes através de uma mecânica sem fricção.

Laço de cereja

É feito de um fio de aço inoxidável resiliente de 0,17 x 0,25. Este fio é suficientemente elástico e desliza suavemente no interior de um tubo molar de 0,22x0,28". É dobrado com um alicate de Rouland. O desenho da ansa é uma ansa redonda de grande diâmetro com uma altura de 8-9 mm; largura - 8 mm que é aberta na extremidade oclusal em 3-4 mm. Isto destina-se a evitar o stress da mordedura e a minimizar a deformação do fio. A posição do laço deve ser mantida a metade da distância que separa o bracket do primeiro pré-molar inferior do tubo molar do primeiro molar. A perna distal tem uma curvatura de 200 para trás. Como o molar se vai protrair, a ansa deve ser trazida para metade da distância. Isto pode ser conseguido encurtando o fio com uma curva em V colocada distalmente ao dente canino. A ativação da ansa ocorre em duas fases.

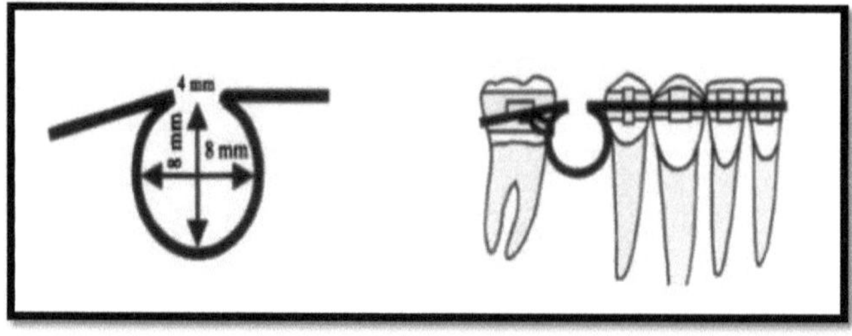

Fig. 10: Laço da cereja

Circuito de corrida

É um método simples e eficiente de fechar o espaço sem a necessidade de deslocação e rotação mesial ou lingual. Isto é feito facilitando a verticalização simultânea e o movimento mesial dos molares, comummente referido como marcha dos molares. É constituído por um fio de aço inoxidável 0,018 x 0,025. A sua ansa helicoidal é enrolada para o exterior com um diâmetro externo de 3 mm. A distância entre a extremidade mesial do tubo vestibular e a alça de corrida deve ser mantida em 5 mm, uma inclinação efetiva de 20° a 30° deve ser dada de acordo com a quantidade de inclinação mesial dos molares, e um ligeiro toe-in é necessário para evitar a rotação mesio-lingual dos molares.

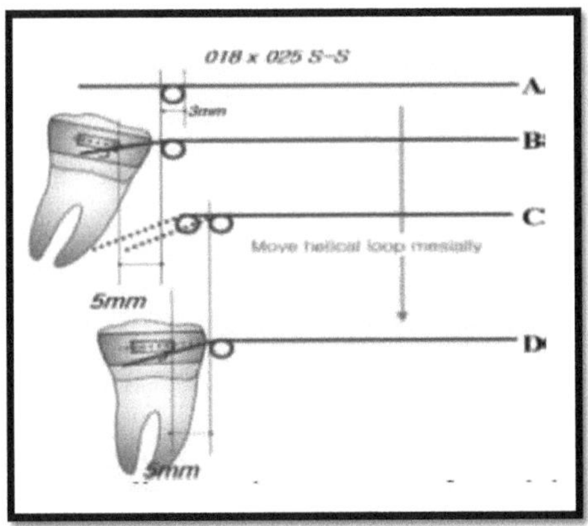

Laço T

Foi concebido por Burstone no ano de 1976. Mais tarde, foi modificado por Hoenigl et al. (1995), aumentando o comprimento do braço vertical e diminuindo a força em 230-256 gramas. O laço em T pode ser fabricado com fio SS 0,016x0,022 ou fio TMA 0,017 x 0,025. O comprimento da ansa em T é de 10 mm com 2 mm de altura e uma perna mesial de 4 mm e uma perna distal de 5 mm. A ativação da ansa em T provoca o movimento de translação dos dentes através da verticalização simultânea e do movimento mesial dos molares.

Mini-implantes

Eficaz no fornecimento de ancoragem absoluta para a protracção do 2º molar, evitando assim efeitos secundários indesejáveis no segmento anterior. Os avanços tecnológicos na ortodontia têm como principal objetivo reduzir o tempo de tratamento, diminuir a dor pós-operatória e melhorar a saúde periodontal. O tempo de tratamento para fechamento de espaço por protração do 2º molar em adultos varia de 2 a 4 anos. Uma extremidade das cadeias elastoméricas ou molas helicoidais de NiTi são fixadas aos mini-implantes e a outra extremidade ao molar a ser protraído.

Protracção de molares assistida por corticotomia

A Ortodontia Osteogénica Periodontalmente Acelerada (PAOO) é uma abordagem modificada que envolve corticotomias e aloenxertos ósseos particulados, que tem sido relatada como aumentando a taxa de movimentação dentária através do aumento da renovação do osso alveolar e da redução da densidade óssea.[28] A abordagem PAOO é utilizada para a protracção bilateral de molares utilizando mini-parafusos para ancoragem.

Na fase inicial da protracção, a aplicação de uma força elástica de um mini-implante ao molar irá gerar uma Mf, uma vez que a força é aplicada acima do CR do molar. Com a Mf a ocorrer no sentido dos ponteiros do relógio, o molar inclina-se mesialmente de forma descontrolada devido à folga entre o fio e o tubo do molar. À medida que o molar se inclina mais, o arco entra em contato com as bordas do tubo molar, gerando um Mc interbraquetes.

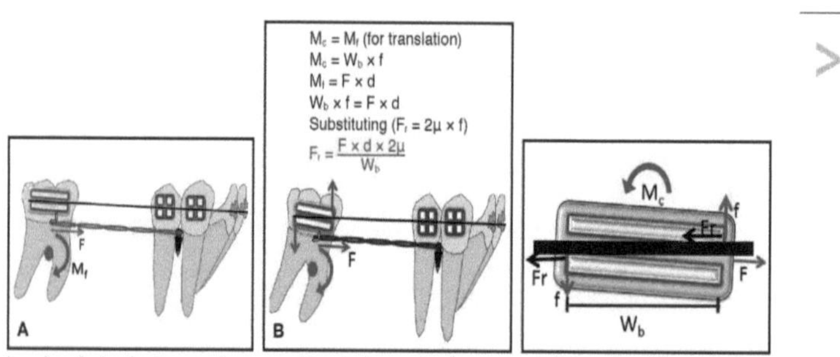

Fig. 11 Biomecânica da protracção do molar. A. A aplicação de força (F) no tubo do molar gera um momento de força (Mf) no sentido horário no molar. B. Como o molar inclina-se mesialmente, o fio entra em contacto com a borda do tubo molar, criando um momento de acoplamento (Mc) que eleva o molar inclinado mesialmente com o decaimento da força aplicada (Wb = largura do braquete; Fr = resistência de fricção; d = distância perpendicular do ponto de aplicação da força ao CR do molar, f = acoplamento intrabraquete).

A direção de Mc é oposta à de Mf, mas, como Mf é maior do que Mc nessa fase, o dente inclinará mesialmente de forma controlada. Com o deslocamento mesial do molar, a força diminui de magnitude, seja por decaimento ou relaxamento da força aplicada, reduzindo Mf. Nessa fase, quando Mc for igual a Mf, o dente irá transladar. Posteriormente, quando Mc é maior que Mf, uma quantidade significativa de resistência de atrito (principalmente devido à ligação do fio com as ranhuras do braquete) é gerada na interface fio-tubo. Isso faz com que o centro de rotação se mova oclusalmente entre o tubo do molar e o CR, resultando na verticalização da raiz do molar.

Outro componente biomecânico importante é a deflexão do fio durante a mecânica de deslizamento. Essa deflexão é diretamente proporcional ao cubo da distância entre os braquetes e inversamente proporcional ao módulo de elasticidade e ao momento de inércia do feixe (dimensões do fio). A deflexão do arco pode ser minimizada com o uso de um fio de aço inoxidável, mas a distância entre os braquetes é crítica durante a protracção dos molares.

Qualquer aumento na distância pode causar uma deflexão considerável durante o deslizamento, aumentando a resistência de fricção devido à ligação.[42]

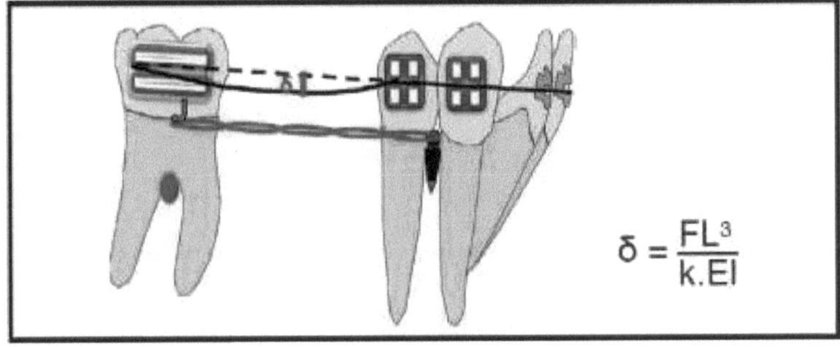

Fig. 12 Deflexão do fio (δ) durante a protracção dos molares (L = intervalo entre braquetes; E = módulo de Young; I = momento de inércia do feixe; k = constante).

***Prevenção de efeitos secundários indesejáveis**[41,42,43]*

Inclinação dos dentes posteriores

Durante a protracção de molares, um arco de ranhura completa, uma mola de verticalização, um gancho vestibular longo colocado no dente de verticalização ou um fio de curva inversa podem ser utilizados para evitar a inclinação dentária posterior, modificando adequadamente a relação momento-força.

Rotação mesial e varrimento vestibular

Uma dobra para dentro na parte posterior do fio, uma força lingual de equilíbrio, ou a incorporação do molar terminal no arco pode evitar efeitos colaterais como a rotação mesial dos dentes posteriores, varredura vestibular, ou mordida cruzada posterior resultante da força de protracção que balança os segundos molares para vestibular.

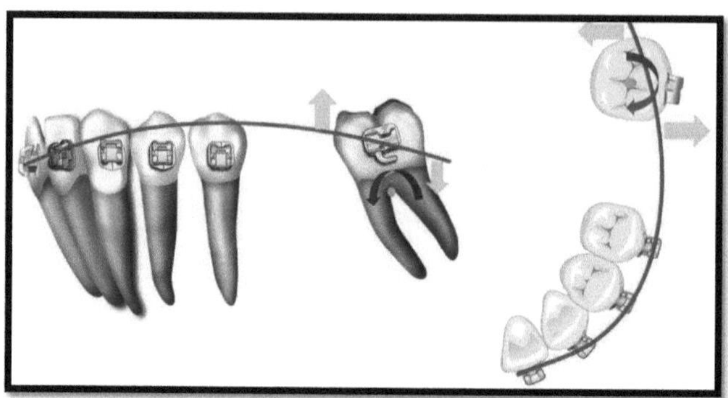

Fig. 13: A curvatura do dedo do pé impede a rotação mesial e a varredura vestibular do segundo molar inferior. Setas azuis, momentos gerados pelas forças de protracção; setas amarelas, pares destinados a contrariar os momentos.

Preparação da ancoragem

A protracção dos molares mandibulares tem sido relatada como um procedimento desafiante devido à grande área de superfície radicular dos molares, à densidade do osso mandibular e às exigências consideráveis de ancoragem. Sem os DATs para melhorar a ancoragem, a protracção mandibular unilateral pode ser realizada adicionando 5-10° de torque coronário vestibular aos incisivos mandibulares para manter a ancoragem anterior e apertando o fio no lado passivo para formar uma unidade de ancoragem.

Os aparelhos extra-orais (por exemplo, chincap, máscara facial ou aparelho extrabucal) e intra-orais (por exemplo, arco transpalatino, arco de retenção lingual ou Forsus) são alternativas para o reforço da ancoragem durante a protracção dos segundos molares.

Sem a cooperação do paciente, os TSADs são a melhor opção para evitar a perda de ancoragem. Para puxar os molares para a frente, esses aparelhos de ancoragem esquelética são colocados principalmente no lado em que a protração molar é necessária. No entanto, a abordagem ideal é esperar até que uma relação de Classe I de canino seja alcançada com divergência radicular favorável entre os dentes caninos e pré-molares para facilitar a colocação de TSAD para protracção dos dentes posteriores.

Terceira substituição molar

O sucesso da substituição dos segundos molares por terceiros molares depende da morfologia do dente, da angulação, do espaço de erupção, do estágio de desenvolvimento da raiz e do estado periodontal dos terceiros molares. Se for esperada a erupção espontânea dos terceiros molares, o espaço disponível entre o ramo ascendente e o segundo molar deve ser preparado com antecedência.

A erupção dos terceiros molares após a extração dos segundos molares

Sabe-se que a maioria dos terceiros molares superiores erupciona bem, enquanto que a erupção completa dos molares inferiores apresenta uma grande variação de aproximadamente 66-96%. No entanto, os pacientes que tiveram os segundos molares extraídos durante ou antes do tratamento ortodôntico, na sua maioria, tiveram os terceiros molares inferiores verticalizados e os segundos molares foram substituídos com sucesso. A erupção mal sucedida dos terceiros molares inferiores deveu-se a uma inclinação mesial excessiva ou à falta de contacto proximal.

A erupção dos terceiros molares após a extração dos primeiros molares

No caso da extração do primeiro molar, é necessário ganhar espaço através da protracção do segundo molar, e o terceiro molar irromperá verticalmente. O movimento da coroa deve ser observado independentemente de a angulação do terceiro molar ser vertical ou horizontal, desde que a distância entre o ramo e o terceiro molar seja adequada. São apresentados os registos radiográficos dos diferentes resultados da erupção do terceiro molar impactado após a protracção do segundo molar.

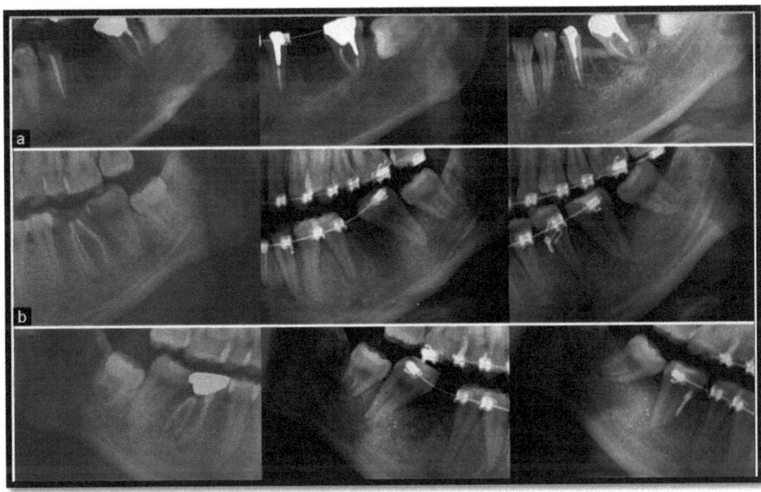

CONSIDERAÇÕES FUNDAMENTAIS SOBRE O PLANEAMENTO DO TRATAMENTO[44]

As relações entre molares, incisivos e linha central.

A quantidade e a qualidade do rebordo alveolar no espaço desdentado. Se um dente ainda estiver presente neste espaço, então está anquilosado, ou uma infeção ou outra patologia causou perda óssea?

A profundidade e a forma da abóbada palatina, uma vez que um palato muito arqueado dificulta a inserção de mini-implantes no meio do palato.

O volume ósseo interproximal no local proposto para o mini-implante (alveolar), tanto em termos de espaço mesio-distal (divergência radicular) como de profundidade alveolar buco-lingual. As limitações em ambas as dimensões significam que é preferível um ângulo oblíquo de inserção do mini-implante e possivelmente um comprimento de corpo mais curto. Em alternativa, tal como sugerido por especialistas como o ortodontista alemão Dr. Björn Ludwig, um mini-implante longo pode ser inserido perpendicularmente à superfície, com o objetivo de um envolvimento bicortical. Esta opção requer uma anestesia lingual adicional e, em seguida, uma cobertura de resina composta da ponta do mini-implante, se este se projetar para além dos tecidos linguais, correndo o risco de irritação da língua. Para além do benefício do suporte de ancoragem bicortical, esta projeção lingual também pode ser utilizada para fornecer tração suplementar ao lado lingual do molar, reduzindo assim o risco de rotação do molar durante a mesialização.

A quantidade de mesialização necessária e se esta difere em cada lado da arcada.

PROTRACÇÃO DE MOLARES COM DISPOSITIVOS DE ANCORAGEM TEMPORÁRIOS [45,46]

A protracção dos molares inferiores é um desafio devido à elevada densidade do osso mandibular. A ancoragem dentária anterior é muitas vezes inadequada para protrair até mesmo um único primeiro molar sem retração recíproca dos incisivos ou movimento da linha média dentária. Além disso, se as placas corticais vestibulares e linguais na região edêntula tiverem colapsado, uma protracção segura e eficaz pode ser impossível. Os dispositivos ortodônticos de ancoragem temporária (DATs) podem fornecer ancoragem esquelética para a protracção dos molares inferiores, evitando os problemas frequentemente encontrados com o uso de ancoragem dentária. Este artigo apresenta várias estratégias para a protracção de molares com mini-implantes e revê as classificações periodontais para regiões edêntulas atróficas. Elástico Lingual Amarrado ao Arco A protracção direta a partir de um mini-implante colocado lateral e inferiormente ao arco pode criar mordida cruzada posterior e mordida aberta (Fig. 1).

Para contrariar estes efeitos, devem ser considerados os seguintes passos:

1. Protracção com uma força lingual de equilíbrio, tal como um fio elástico atado da fenda lingual do molar ao fio.

2. Ao amarrar o elástico lingual ao arco, os incisivos e caninos devem ser ligados para evitar a rotação dos dentes anteriores.

3. Incorporar o segundo molar no fio para minimizar a expansão da arcada.

4. Utilizar um arco retangular para evitar que o molar se desloque para vestibular.

5. Colocação de uma curva oclusal (curva em V ascendente) no arco mesial ao espaço edêntulo para neutralizar a intrusão do molar. Alternativamente, se for usado um slot auxiliar, um gancho vestibular pode ser fabricado a partir de um segmento de fio para protrair o dente no seu centro de resistência.

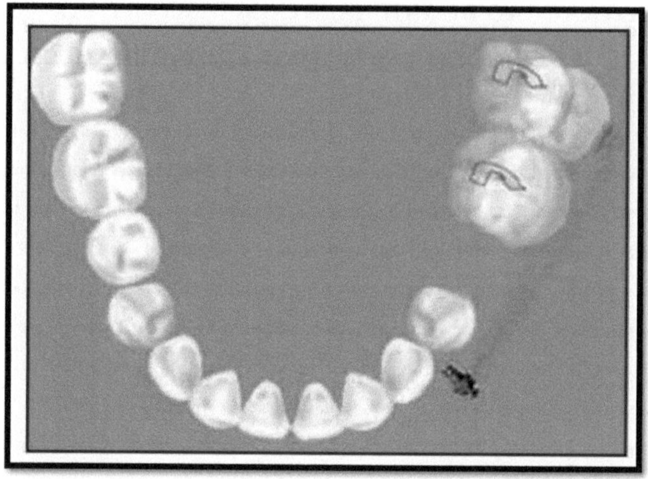

Fig. 14 A protracção sem equilibrar a força lingual pode rapidamente transformar a dentição posterior em mordida cruzada unilateral.

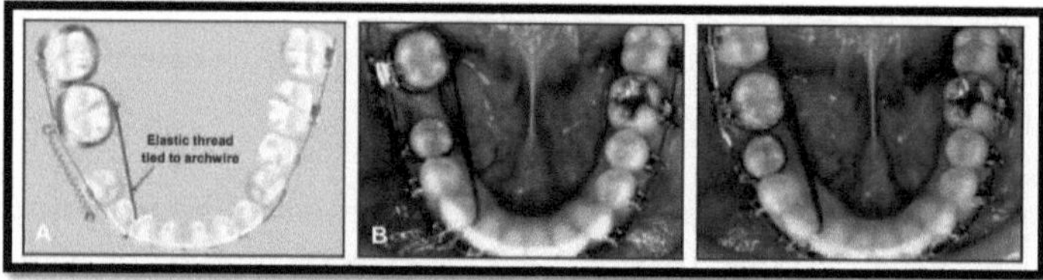

Fig. 15 A. Fio elástico lingual amarrado ao arco para fornecer força lingual de equilíbrio sem sacrificar a ancoragem dentária anterior. O primeiro e segundo molares devem ser ligados para evitar a rotação dos dentes anteriores. B. Protracção através da crista edêntula atrófica (Classe I de Seibert moderada) com fio elástico lingual ligado ao arco, produzindo o fecho completo do espaço em oito meses sem perda de vitalidade pulpar. (Caso tratado pelos Drs. Clara Chow e Budi Kusnoto; fotografias cortesia da Universidade de Illinois-Chicago).

Banda deslizante na arcada lingual para um molar solitário

Uma força lingual de equilíbrio é particularmente importante quando se protrai o dente terminal na arcada, porque este molar pode rapidamente entrar em mordida cruzada. Um arco lingual com uma banda deslizante pode fornecer maior suporte do que um fio elástico lingual (Fig. 3). O arco lingual consiste num fio de .040" soldado à banda molar no lado oposto ao molar solitário. Uma banda deslizante com um tubo de arnês soldado à sua superfície lingual é cimentada ao molar solitário na mesma consulta. A arcada lingual estende-se através deste tubo, actuando como um trilho guia durante a protracção. Após a protracção estar completa, o clínico pode cortar a arcada lingual da banda soldada.

A técnica "Push-Pull

Convencionalmente, um mini-parafuso é colocado mesialmente ao espaço edêntulo para evitar impedir a protracção do molar. Como alternativa, o clínico pode inserir o TAD dentro do espaço edêntulo e protrair a partir do segundo dente para trás, usando uma mola de bobina aberta para empurrar o dente à sua frente. A mola de bobina aberta inclina a coroa o suficiente para proporcionar o fechamento completo do espaço (Figs. 4,5).

A técnica "push-pull" tem as seguintes vantagens em relação a outros métodos de protracção:

- Simplifica a inserção do mini-parafuso.

- Minimiza o risco de perfuração da raiz.

- Evita o fabrico de stents cirúrgicos e a radiografia periapical. - Assegura um stock ósseo adequado.

- Evita que o auxiliar atravesse a eminência canina.

- Aplica duas forças activas (uma mola helicoidal de níquel titânio e a mola helicoidal aberta) para uma protracção multi-dente eficiente. Independentemente da técnica de protracção, o melhor local para a inserção do mini-implante pode ser distal ao canino mandibular.

Um DAT colocado mesialmente ao canino pode irritar o lábio ou fazer com que a mola helicoidal de níquel-titânio se estenda demasiado e esfregue contra a eminência do canino.

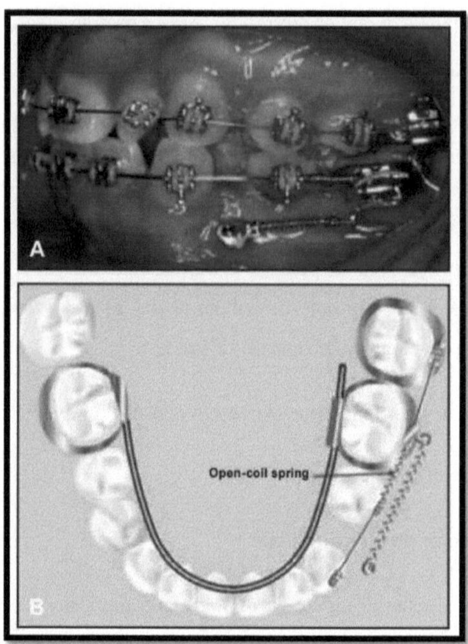

Fig. 16 A. Técnica "push-pull". O mini-parafuso é colocado no espaço edêntulo (Classe 1 de Seibert ligeira) e utilizado para puxar o primeiro molar. A mola de bobina aberta empurra o segundo pré-molar mesialmente. O gancho bucal para a banda molar é fabricado no consultório. B. Técnica "push-pull" usando banda deslizante.

Muitos pacientes ortodônticos apresentam espaçamento posterior devido à ausência de dentes mandibulares. Excluindo os terceiros molares, o segundo pré-molar inferior é o dente congenitamente ausente mais comum. O primeiro molar inferior é o dente mais frequentemente perdido em adultos. A protracção do molar pode ser uma alternativa à restauração com implantes dentários posteriores ou próteses parciais fixas. Evitar a perda de ancoragem é consideravelmente mais difícil na mandíbula do que na maxila, em parte devido às diferenças estruturais entre os dois maxilares. A maxila posterior é composta por corticais uniformemente finas interligadas por uma rede de trabéculas espaçosas, enquanto a mandíbula posterior é composta por osso cortical mais espesso com trabéculas densas e orientadas radialmente. Na região molar, a maxila tem uma espessura média da cortical vestibular de 1,5 mm, em comparação com 2 mm na mandíbula. A taxa de protracção dos molares está inversamente relacionada com a densidade radiográfica ou espessura cortical do osso alveolar resistente. Devido à maior espessura da cortical óssea mandibular, a taxa de translação do molar mandibular com ancoragem esquelética é quase metade da taxa de translação do molar maxilar

- aproximadamente 0,34 a 0,60mm por mês. Para complicar ainda mais a situação, a taxa de falha dos DATs é maior na mandíbula do que na maxila. Os principais factores biológicos que determinam a estabilidade do mini-implante são a densidade óssea (ou qualidade óssea), a saúde dos tecidos moles peri-implantares, a adequação do stock ósseo peri-implantar e a técnica do operador. A maior taxa de insucesso dos mini-implantes mandibulares, apesar do osso cortical mandibular ser mais espesso, deve-se, provavelmente, à proximidade da raiz (ou estoque ósseo peri-implantar inadequado) e à maior mobilidade do tecido vestibular. Muitos pacientes ortodônticos adultos com espaçamento edêntulo posterior têm dentes perdidos há anos e, portanto, apresentam reabsorção do rebordo alveolar. A taxa de reabsorção é maior durante os primeiros meses a dois anos após a extração, mas diminui a partir daí. A quantidade de reabsorção pós-extração é significativamente maior na face vestibular do que na face lingual em ambas as arcadas. Durante o primeiro ano após a extração dentária, a quantidade de reabsorção na mandíbula é duas vezes superior à da maxila - uma relação que aumenta para 4:1 após sete anos. A maneira mais simples de diagnosticar a reabsorção da crista edêntula é através da classificação de Seibert. A Classe I de Seibert é definida como perda vestibulolingual do contorno dos tecidos duros e moles com altura apicocoronal normal. A Classe II de Seibert é uma perda apicocoronal do contorno dos tecidos duros e moles com uma largura bucolingual normal. A Classe III de Seibert é uma combinação das Classes I e II, com perda bucolingual e apicocoronal de tecido duro e mole.

Allen e colegas modificaram e alargaram a classificação original de Seibert.

O tipo A de Allen é uma perda apicocoronal da altura da crista.

O tipo B é uma perda bucolingual da largura do rebordo.

O tipo C é uma combinação de perda bucolingual e apicocoronal.

A crista é ainda avaliada em termos da quantidade de perda de tecido: ligeira, menos de 3 mm; moderada, 3-6 mm; e grave, mais de 6 mm.

Por conseguinte, um local edêntulo com uma perda de 3-6 mm de tecido duro e mole na direção vestibulolingual pode ser classificado como um defeito moderado de Seibert Classe I ou Allen Tipo B. Os riscos potenciais da protracção de molares através de um rebordo atrófico incluem a perda de inserção (particularmente na presença de placa bacteriana), deiscência, mobilidade, anquilose, reabsorção radicular, desvitalização e morbilidade dentária. Embora tenha sido relatada a protracção bem sucedida de molares através de cristas atróficas, nenhum estudo clínico até à data avaliou a correlação entre uma crista atrófica e a resposta periodontal durante o movimento dentário corporal.

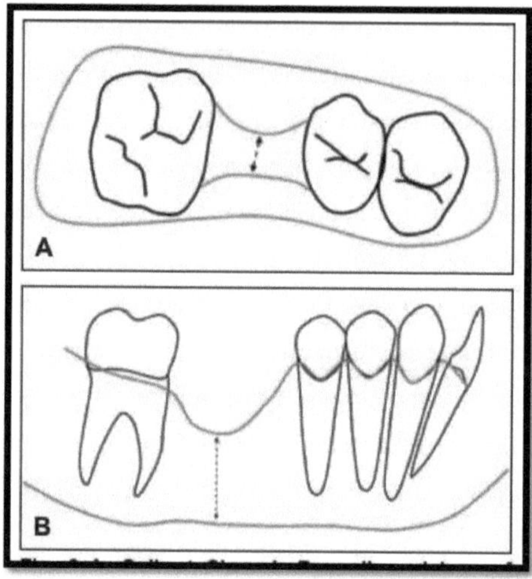

Fig. 17 A. Classe 1 de Seibert: Perda bucolingual do contorno dos tecidos duros e moles com altura apico-coronal normal. B. Classe II de Seibert: Perda apicocoronal do contorno dos tecidos duros e moles com largura bucolingual normal.

Em breve, a protração de molares inferiores com DATs ortodônticos poderá se tornar o padrão de tratamento para o fechamento de espaços edêntulos posteriores. Até que mais estudos sejam relatados, no entanto, a decisão de prosseguir com o movimento dentário ortodôntico através de uma crista atrófica deve ser tomada caso a caso.

APARELHO ALBERT LOOP[50]

Até à data, existem várias modalidades de tratamento para a protracção de molares com biomecânica convencional, tais como curvas em U e molas verticais. No entanto, esses métodos podem levar à perda de ancoragem dos dentes anteriores, resultando em movimento recíproco dos dentes anteriores. Entretanto, uma velocidade de protracção lenta e de ida e volta pode resultar numa longa duração do tratamento. Uma abordagem relativamente nova é a utilização de mini-implantes para reforçar a ancoragem anterior e acelerar a movimentação dentária. A protracção bem sucedida de molares com mini-implantes foi relatada em vários casos. No entanto, os mini-implantes não são capazes de eliminar todos os potenciais efeitos adversos, como a rotação mesial e a inclinação lingual dos dentes posteriores.

O aparelho Albert loop protrai eficazmente o molar, ao mesmo tempo que previne a inclinação mesial e lingual do dente.

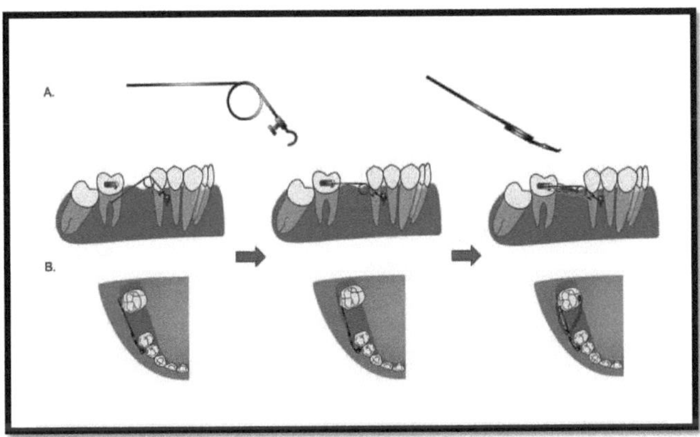

Aparelho de protracção Albert

Neste caso, foi proposto um dispositivo de protracção dos molares inferiores, a ansa de Albert, para resolver o problema acima referido. A biomecânica deste dispositivo pode ser dividida nas três partes seguintes. Do ponto de vista sagital, a força das cadeias elastoméricas nos lados vestibular e lingual fornecerá uma força de protracção e um momento no sentido dos ponteiros do relógio, e este último levará à inclinação mesial do #47. Quando o anel de protracção Albert foi ativado, o braço cantilever forneceu um momento anti-horário, que pode contrariar esse momento horário. Do ponto de vista oclusal, as cadeias elastoméricas do lado vestibular provocaram um momento anti-horário no dente, enquanto a do lado lingual provocou um momento horário, que pode neutralizar o momento anti-horário do lado vestibular. Além disso, o braço cantilever também actuava como braço guia. O braço estava paralelo ao plano oclusal e à arcada dentária, facilitando o movimento do molar ao longo do braço. Em geral, o movimento corporal do #47 pode ser alcançado. De notar que a ansa de protracção de Albert tem de ser pressionada para baixo até que o braço cantilever esteja paralelo ao plano oclusal; caso contrário, o braço cantilever elevado pode exercer uma força ascendente sobre o molar, levando potencialmente à extrusão.

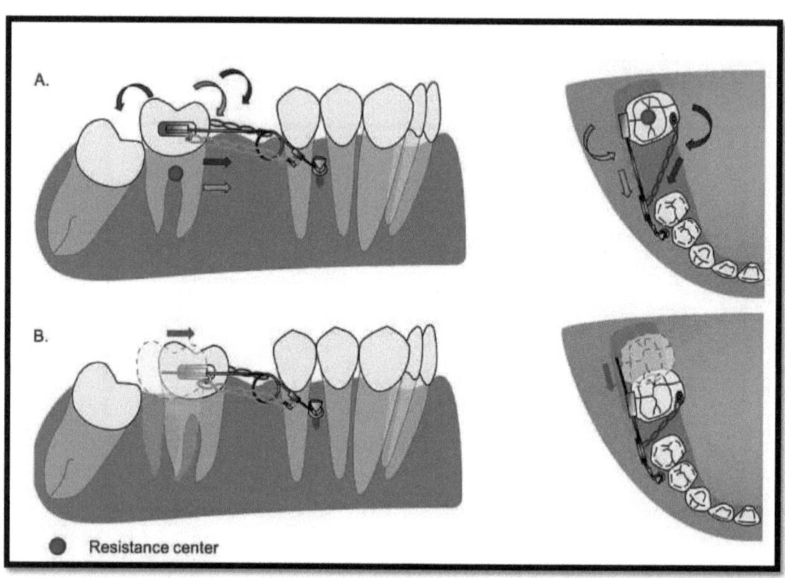

(A) No lado vestibular, as cadeias elastoméricas proporcionaram forças mesiais e momentos no sentido horário, enquanto a ativação da ansa de protracção de Albert proporcionou um momento no sentido anti-horário. Na vista oclusal, a cadeia elastomérica do lado vestibular forneceu uma força mesial e um momento anti-horário, enquanto a cadeia elastomérica do lado lingual forneceu um momento horário para contrabalançar o momento gerado pelo lado vestibular. (B) Isto resulta no movimento corporal de #47.

Vale a pena sublinhar a importância da inserção angulada do mini-implante. Para ativar a ansa de protracção Albert, o braço cantilever tem de ser pressionado apicalmente. Isto gera uma força de rotação no mini-implante, que é um momento no sentido dos ponteiros do relógio. Esta força de rotação sobre o mini-implante pode ser desastrosa porque o mini-implante não é resistente ao momento de rotação. Para estabilizar o mini-implante, este deve ser inserido em direção à raiz num ângulo de cerca de 60° com o plano oclusal. Ao implementar esta abordagem, a força de derotação foi aliviada, e foi possível ganhar mais espaço interradicular e mais área de contacto com o osso cortical para o mini-implante. Desta forma, a estabilidade do mini-implante foi melhorada e o risco de danos nos dentes adjacentes foi atenuado

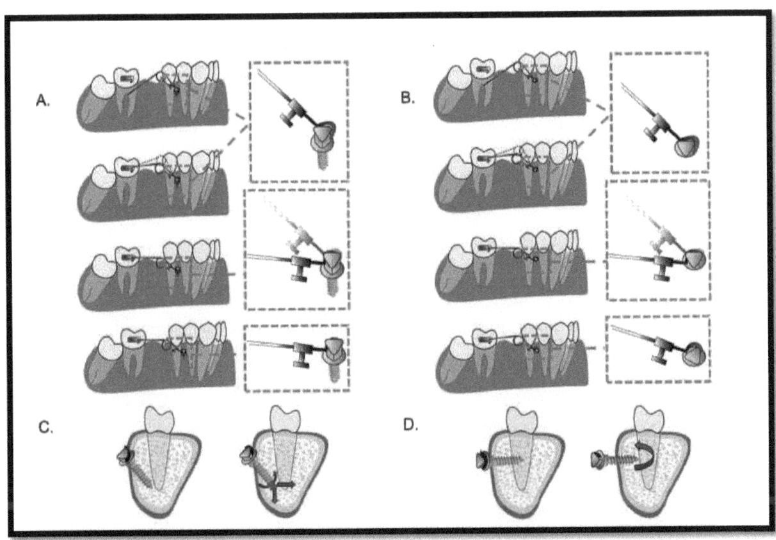

(B) Inserção angulada do mini-implante vs. inserção reta do mini-implante. (A e C) Inserção angulada. A força de desrotação gerada pelo dispositivo de protracção pode ser decomposta. (B e D) Inserção perpendicular. É mais fácil desratizar o mini-implante.

PORQUE É QUE A PROTRACÇÃO DOS MOLARES É DIFÍCIL?[47]

A perda de ancoragem é mais difícil na mandíbula do que na maxila, devido às diferenças estruturais entre os dois maxilares. Na região molar, a maxila tem uma espessura média da cortical vestibular de 1,5 mm, em comparação com 2 mm na mandíbula. A taxa de protracção dos molares está inversamente relacionada com a densidade radiográfica ou espessura cortical do osso alveolar resistente. Devido ao aumento da espessura da cortical óssea mandibular, a taxa de translação dos molares mandibulares com ancoragem esquelética é quase metade da taxa de translação dos molares superiores - aproximadamente 0,34 a 0,60 mm por mês.

Foi proposto por Roberts et al.[9] que a raiz distal se liga subsequentemente ao osso mais denso e a taxa de movimento dentário abranda. Assim, a taxa de movimento dentário parece estar relacionada com a capacidade do corpo para remodelar o osso relativamente denso e imaturo formado pela raiz principal.

PROBLEMAS POTENCIAIS DURANTE A
PROTRACÇÃO DOS MOLARES [48]

1. Fecho do espaço do arco inferior

Há sempre uma tendência para os molares se inclinarem mesialmente e rolarem lingualmente quando os elásticos são aplicados. Esta tendência pode ser reduzida pelo uso de arcos de aço inoxidável de tamanho normal (19/25). O fechamento ativo do espaço raramente deve ser tentado antes que o paciente tenha alinhamento completo de todos os dentes inferiores e esteja com o arco de trabalho de tamanho normal.

2. Fecho do espaço da arcada superior

O encerramento dos espaços de extração dos primeiros molares superiores raramente é demorado. De facto, uma vez que o encerramento do espaço ocorre tão rapidamente, se for necessária uma quantidade razoável do espaço de extração, deve ser considerada a utilização de uma arcada palatina com botão de Nance nos segundos molares ou deve ser fornecido um aparelho extrabucal aos segundos molares superiores para evitar que se movam mesialmente.

3. Calendário das extracções

A distalização efectiva dos pré-molares superiores com um aparelho removível pode ser conseguida se os primeiros molares forem extraídos precocemente, no entanto, a extração dos primeiros molares deve ser adiada até que os segundos molares tenham erupcionado suficientemente. Se a necessidade de espaço na arcada superior for mínima, a extração precoce permitirá que a "natureza" ajude a fechar grande parte do espaço. Os segundos molares são muitas vezes bastante altos e só precisam de alterar a sua trajetória de erupção ligeiramente mais para mesial para permitir que erupcionem quase até às cavidades dos primeiros molares.

No entanto, os segundos molares inferiores não podem substituir completamente os primeiros molares inferiores após a sua extração devido ao seu percurso de erupção mais vertical.

Se for necessário pouco ou nenhum espaço na arcada inferior, é frequentemente aconselhável extrair os primeiros molares inferiores precocemente para maximizar o fecho espontâneo do espaço na arcada inferior. Pelo contrário, pode ser necessária uma arcada lingual se for necessário espaço para aliviar o apinhamento.

4. Reabsorção da crista

A falta de dentes durante anos em pacientes adultos mostra reabsorção do rebordo alveolar. A taxa de reabsorção é maior durante os primeiros meses a dois anos após a extração, mas diminui a partir daí.

A reabsorção pós-extração é significativamente maior na face vestibular do que na face lingual. Durante o primeiro ano após a extração dentária, a quantidade de reabsorção na mandíbula é duas vezes superior à da maxila - uma relação que aumenta para 4:1 após sete anos.

Os riscos potenciais da protracção de molares através de um rebordo atrófico incluem a perda de fixação (particularmente na presença de placa bacteriana), deiscência, mobilidade, anquilose, reabsorção radicular, desvitalização e morbilidade dentária.

5. Paralelismo de raiz

Se tiver sido fechado um espaço de 8 a 9 mm entre o segundo pré-molar e o segundo molar, existe sempre uma ligeira tendência para a divergência entre as duas raízes e, se necessário, podem ser colocadas ligeiras dobras para trás nos fios rectangulares finais para corrigir totalmente as posições das raízes. Quando as coroas estiverem corretamente posicionadas, deve ser colocada uma ligadura morta nos espaços de extração para os manter fechados durante alguns meses para permitir a reorganização das fibras gengivais.

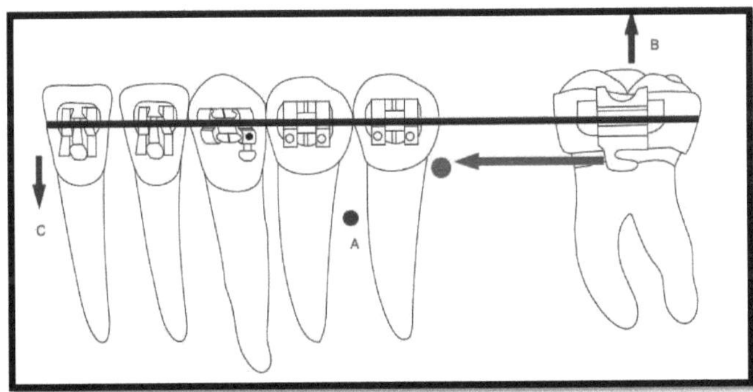

Fig. 18 O centro de rotação de toda a arcada (a) está localizado sob o TSAD (ponto vermelho). A protração dos dentes posteriores causou a extrusão do dente posterior (b) e a intrusão dos dentes anteriores (c)

6. Elásticos da classe II

O uso de fio de arco de aço inoxidável de tamanho normal (19/25) e, se necessário, torque vestibular da coroa pode ajudar a prevenir o rolamento lingual dos posteriores. Os elásticos de Classe II também podem ser colocados a partir de uma presilha lingual nas bandas dos molares inferiores, fornecendo assim alguma elevação para a superfície lingual dos molares inferiores.

7. Problemas com os arcos

A longa extensão do arco pode causar trauma nos tecidos moles, bem como a deflexão do arco durante a mastigação. Isto pode ser evitado colocando um tubo de aço inoxidável de 0,9 mm de diâmetro interno sobre o fio do arco no espaço de extração. O tubo deve ser apenas 1 a 2 mm mais curto do que o espaço interbraquetes para máxima rigidez.

8. Falha do microimplante

Este facto pode ser atribuído à proximidade da raiz e à maior mobilidade dos tecidos vestibulares.20

DISCUSSÃO

Estes estudos avaliaram os efeitos dentários, esqueléticos e dos tecidos moles da correção da má oclusão de Classe II num grupo de pacientes adultos, utilizando aparelhos de protracção mandibular (APM). O Método de Maturação Vertebral Cervical para avaliação do crescimento mandibular e a idade cronológica do paciente foram os critérios utilizados para classificar os pacientes como adultos. Como nenhum outro pesquisador avaliou os efeitos do APM em pacientes adultos, os resultados serão comparados com os de outros estudos que avaliaram aparelhos funcionais fixos que não o APM para correção da má oclusão de Classe II em adultos ou adultos jovens.

Vale ressaltar que os efeitos observados no presente estudo resultam do tratamento realizado com MPAs e aparelhos fixos. Estudos futuros são necessários para avaliar não só os efeitos globais do tratamento, mas também os efeitos específicos observados no período em que o MPA esteve em uso.

Efeitos esqueléticos

Outros estudos estão de acordo com os resultados no que respeita aos efeitos do MPA na maxila. O tratamento com MPA num grupo com idade média inicial de 15 anos e cinco meses também não foi capaz de produzir efeitos na maxila. Nalbantgil et al[7] avaliaram os efeitos do Jasper Jumper num grupo com uma média de idade inicial de 16,5 anos, e relataram que teve efeitos limitados na maxila. Além disso, não foram encontradas diferenças significativas entre o início e o final do tratamento. No entanto, em comparação com o grupo de controlo, os autores sugeriram que o Jasper Jumper inibiu o potencial de crescimento da maxila.

Como no presente estudo, Nalbantgil et al[7] não observaram efeitos significativos no crescimento mandibular em pacientes com uma idade média inicial de 16,5 anos tratados com Jasper Jumper. No entanto, foram observadas alterações significativas na relação maxilomandibular. Gönner et al[5] observaram maior redução (3 graus) no ângulo ANB, e em pacientes mais velhos (33,7 anos / SD 7,9) tratados com MARA.

Em relação ao padrão de crescimento, apenas as variáveis lineares (altura facial ântero-inferior e altura facial posterior) aumentaram, o que também pode ser interpretado como resultado de alterações tardias no crescimento craniofacial. Nalbantgil et al[7] também não observaram alterações no padrão de crescimento. Ruf e Pancherz[12] observaram que o ângulo SN. GoGn não se alterou durante a fase de Herbst, o que é consistente com estudos de Herbst em crianças. A diminuição dos ângulos SN e GoGn durante a fase do aparelho fixo e durante todo o período de observação, bem como o avanço mandibular, causaram uma redução na convexidade do perfil esquelético e dos tecidos moles. O oposto parece ter ocorrido com os controlos, nos quais a convexidade aumentou ao longo do tempo.

Efeitos dentários

Em concordância com o presente estudo, Nalbantgil et al.[7] observaram extrusão nos incisivos superiores como resultado do tratamento com Jasper Jumper. Também observaram retração dos incisivos superiores e inclinação distal da coroa do molar, o que não foi observado no presente estudo. Isso pode ter sido devido ao fato de os pacientes deste estudo serem mais velhos (22,41 anos) do que os pacientes avaliados por Nalbantgil et al.[7] (16,5 anos). Como o lábio inferior cai com o envelhecimento, a extrusão dos incisivos superiores pode ser considerada uma vantagem desse tratamento.

O componente dentoalveolar inferior apresentou alterações significativas em quase todas as variáveis (inclinação vestibular, protrusão e intrusão dos incisivos, mesialização e extrusão dos molares), com exceção da posição vertical dos incisivos, que se manteve inalterada.

Ruf e Pancherz[11] mostraram os ajustes dentários e faciais que conseguiram em adolescentes e adultos jovens. Em ambos os grupos, a correção da Classe II e do overjet foi promovida principalmente por alterações dentárias e, em menor escala, por alterações esqueléticas. Os pacientes adolescentes apresentaram maior crescimento mandibular, enquanto os pacientes adultos jovens apresentaram maior mesialização dos molares e, consequentemente, maior protrusão dos incisivos inferiores. Gönner et al.[5] observaram um aumento de mais de 5° no IMPA de pacientes adultos (33,7 anos) tratados com MARA combinado com aparelhos fixos. Por outro lado, Nalbantgil et al.[7] observaram, além da protrusão dos incisivos inferiores, a intrusão desses mesmos dentes, assim como ocorreu no presente estudo.

A inclinação bucal dos incisivos inferiores e o seu impacto no estado periodontal são controversos. Alguns estudos consideraram a protrusão como um fator de risco para a recessão gengival, uma vez que foi observada uma associação entre a recessão e o movimento vestibular.[22-25] Outros não registaram essa associação.[26,27,28] Para Melsen e Allais,[29] outros factores predisponentes para a recessão gengival devem ser tidos em conta, tais como o biótipo gengival, a placa visível e a inflamação.

Foi identificada uma relação positiva entre a idade do paciente e a severidade da perda óssea.[30,31] Segundo Ko-Kimura et al,[32] a prevalência de espaços negros no pós-tratamento ortodôntico é maior em pacientes com mais de vinte anos de idade, e esses espaços estão relacionados à reabsorção da crista alveolar. A prevalência média de espaços negros encontrada na população ortodôntica adulta pós-tratamento, independentemente do apinhamento inicial, foi de 38%,[33] e 43% em adolescentes após a correção do apinhamento dos incisivos, segundo Burke.[34] Tanaka et al[35] demonstraram que, devido ao apinhamento, a papila interdental pode ser esmagada e somente após a correção das más oclusões dentárias é que o espaço negro pode se tornar evidente. Tuverson[36] referiu que, como os dentes triangulares não têm áreas de contacto, mas sim pontos de contacto, estes dentes são mais instáveis e mais susceptíveis ao apinhamento. Segundo Olsson e Lindhe,[37] pacientes com incisivos centrais superiores triangulares (esbeltos e altos) tendem a desenvolver mais recessão gengival do que aqueles pacientes com incisivos centrais superiores mais largos e curtos, pois parece haver uma relação entre o "biótipo gengival" e a forma do incisivo central superior.

A forma como os incisivos superiores estão posicionados determina, em grande medida, a motivação que leva os pacientes adultos a procurar tratamento ortodôntico. Poucos desses pacientes chegam a perceber as anomalias esqueléticas.[38] Portanto, os cuidados preventivos devem ser realizados enquanto houver movimentação ortodôntica, principalmente protrusiva, em pacientes com gengiva fina / "biótipo" incisivo triangular. Atenção especial deve ser dada quando essas caraterísticas estiverem associadas a algum grau de apinhamento e/ou placa bacteriana visível e inflamação.

Efeitos nos tecidos moles

Foi observada a retrusão do lábio superior na variável LL-E e o aumento do ângulo nasolabial. Essas alterações podem ter sido influenciadas pelo crescimento do nariz, uma vez que o lábio superior permaneceu inalterado na variável UL-Pog'Sn, compatível com a posição inalterada dos incisivos superiores no sentido sagital. Apesar de ter ocorrido protrusão e inclinação labial dos incisivos inferiores, não houve protrusão do lábio inferior.

CONCLUSÃO

A força ortodôntica actua ao nível do centro de resistência do molar, pelo que o dente é movido da forma e na direção desejadas, obtendo-se bons resultados. Com o desenvolvimento de numerosas técnicas em ortodontia, a molarmesialização ou protracção mandibular é possível sem grande intervenção cirúrgica e, por conseguinte, o paciente sente-se mais confortável durante o tratamento ortodôntico. A protracção molar não só ajuda a tratar o espaço edêntulo, como também ajuda na erupção normal do terceiro molar. Uma vez que, com a utilização de vários aparelhos, podemos corrigir o espaço edêntulo, os implantes protéticos e as pontes deixarão de ser necessários nestes doentes e o tratamento será rentável. Os pacientes com má oclusão, mordida aberta, padrão de crescimento vertical excessivo podem ser facilmente corrigidos com esta técnica. Assim, esta técnica não só ajuda os adultos a livrarem-se do seu espaço edêntulo, mas também os doentes mais jovens a corrigirem a sua oclusão e prole facial. O departamento de ortodontia é diferente de outros ramos, porque envolve não só a biologia, mas também a física. Existem várias forças que movem o dente de acordo com a nossa vontade. Isto diz-nos quão maravilhoso é o mecanismo de protracção; no entanto, apesar de parecer bastante simples, várias teorias e técnicas tornam-no complexo. Muitas pessoas pensam que o ramo da ortodontia gira em torno da correção do sorriso e da correção do perfil facial, mas isso é um equívoco. Este ramo não só proporciona estética ao sorriso do paciente e corrige a má oclusão, como também permite a erupção pacífica do terceiro molar, o que é um grande feito.

REFERÊNCIAS

1. Moyers RE. Handbook of orthodontics. Chicago: Year Book Medical Publishers; 1988.

2. Muller F, Naharro M, Carlsson GE. Qual é a prevalência e incidência da perda de dentes na população adulta e idosa na Europa? Clin Oral Implants Res. 2007;18(suppl 3):2-14.

3. Zhu Y, Hollis JH. Tooth loss and its association with dietary intake and diet quality in American adults (Perda dentária e sua associação com a ingestão e qualidade da dieta em adultos americanos). J Dent. 2014;42:1428-35.

4. Demirci M, Tuncer S, Yuceokur AA. Prevalência de cáries em superfícies dentárias individuais e sua distribuição por idade e género em pacientes de clínicas universitárias. Eur J Dent. 2010;4:270-9

5. Gkantidis N, Katib H, Oeschger E, Karamolegkou M, Topouzelis N, Kanavakis G. Padrões de agenesia dentária permanente não sindrómica numa grande população ortodôntica. Arch Oral Biol. 2017;79:42-7.

6. Kaplan P. Drifting, tipping, supraeruption, and segmental alveolar bone growth. J Prosthet Dent. 1985;54:280-3.

7. Witter DJ, van Elteren P, Kayser AF. Migração de dentes em arcadas dentárias encurtadas. J Oral Rehabil. 1987;14:321-9.

8. Kiliaridis S, Lyka I, Friede H, Carlsson GE, Ahlqwist M. Posição vertical, rotação e inclinação de molares sem antagonistas. Int J Prosthodont. 2000;13:480-6.

9. Craddock HL, Youngson CC, Manogue M, Blance A. Alterações oclusais após a perda de dentes posteriores em adultos. Parte 1: um estudo dos parâmetros clínicos associados à extensão e tipo de supraerupção em dentes posteriores não opostos. J Prosthodont. 2007;16:485-94.

10. Petridis HP, Tsiggos N, Michail A, Kafantaris SN, Hatzikyriakos A, Kafantaris NM. Alterações posicionais tridimensionais dos dentes adjacentes a espaços edêntulos posteriores em relação à idade na altura da perda dentária e ao tempo decorrido. Eur J ProsthodontRestor Dent. 2010;18:78-83.

11. Lindskog-Stokland B, Hansen K, Tomasi C, Hakeberg M, Wennstrom JL. Alterações na posição dos molares associadas à falta do dente oposto e/ou adjacente: um estudo de 12 anos em mulheres. J Oral Rehabil. 2012;39:136-43.

12. Zachrisson BU, Alnaes L. Condição periodontal em indivíduos tratados ortodonticamente e não tratados. II. Perda óssea alveolar: achados radiográficos. Angle Orthod. 1974:44:48-55.

13. Graber TM. Ortodontia: princípios e prática. 3a ed. Philadelphia: WB Saunders; 1972.

14. Bauss O, Sadat-Khonsari R, Engelke W, Kahl-Nieke B. Resultados do transplante de terceiros molares em desenvolvimento como parte da gestão do espaço ortodôntico. Parte 1: resultados clínicos e radiográficos. J OrofacOrthop.

15. Siatkowski RE. Análise do sistema de forças da mecânica de deslizamento da curva em V. J Clin Orthod 1994; 28:539-546.

16. Kravitz ND, Jolley T. Protracção de molares mandibulares com dispositivos de ancoragem temporária. J Clin Orthod 2008; 42:349-351.

17. Peretta R, Segu M. Argola de cerejeira: Uma nova alça para movimentar o molar inferior mesialmente. Prog Orthod 2001; 2:24-29.

18. Burstone CJ, Koenig HA. Otimização da retração anterior e canina. Am J Orthod 1976; 70:1-9.

19. K. Nagaraj, Madhur UpadhyayTitanium screw anchorage for protraction of mandibular second molars into first molar extraction sites. novembro de 2008 American Journal of Orthodontics and Dentofacial Orthopedics 134(4):583-91

20. Neal D, Tyler Jolley Protracção do Molar Mandibular com Dispositivos de Ancoragem Temporária. 2008 JCO, VOLUME XLII NÚMERO 6

21. Mimura H Protracção dos segundos e terceiros molares inferiores assistida por corticisão parcial e ancoragem com mini-implantes Am J Orthod Dentofacial Orthop2013 Aug;144(2):278-89.

22. Lucila Zimmermann Largura , Marco André Argenta Maurício Tatsuei Sakima, Elisa Souza Camargo , Odilon GuarizaGuariza-Filho, Orlando Motohiro Tanaka Tensão e deformação óssea após o uso de uma miniplaca para protração e verticalização de

molares: uma análise de elementos finitos tridimensional Am J Orthod Dentofacial Orthop 2014 Aug;146(2):198-206.

23. Janakiraman N, Alrushaid S, Nanda R, Biomecânica da protracção do segundo molar inferior utilizando um novo aparelho 2016 JCO VOLUME L NÚMERO 12

24. Choudhary S, Bhaumik B, verticalização e protracção de segundos e terceiros molares inferiores em espaços de primeiros molares em falta para um paciente com T-Loop e dispositivo de ancoragem temporário: Um Relato de Caso

25. Uribe F,Janakiraman N Protracção de molares assistida por corticotomia com o auxílio de dispositivo de ancoragem temporária Angle Orthod. 2013 Nov; 83(6): 1083-1092.

26. Marusamy KO, Ramasamy S Protracção Molar Utilizando Mini-Parafusos (Dispositivo de Ancoragem Temporária) com Correção Simultânea da Mordida Cruzada Lateral: Um relato de caso ortodôntico J Int Soc Prev Community Dent. 2018 May-Jun; 8(3): 271-276.

27. Baik, Un-Bong. (2018). Protracção e verticalização de molares (Protracção do 2° molar no local de falta do 1° molar e verticalização de um 3° molar impactado). APOS Tendências em Ortodontia. 8. 57. 10.4103

28. Toshniwal VG, Kokich VO. Segundos pré-molares inferiores ausentes congénitos: opções clínicas. Am J Orthod Dentofacial Orthop. 2006 Oct;130(4):437-44. doi: 10.1016/j.ajodo.2006.05.025. PMID: 17045142.

29. Baik UB, Kang JH, Lee UL, Vaid NR, Kim YJ, Lee DY. Fatores associados à mesialização espontânea de terceiros molares inferiores impactados após a protração do segundo molar. Angle Orthod. 2020 Mar;90(2):181-186. doi: 10.2319/050919-322.1. Epub 2019 Nov 26. PMID: 31769700; PMCID: PMC8051246.

30. Lee, Yueh-Tse; Paungmalit, Proudchompoo; e Liou, Eric Jein-Wein (2019) "Protracção do Molar Mandibular para o Encerramento de Espaços Edêntulos: Uma revisão sistemática", *Taiwanese Journal of Orthodontics*: Vol. 31: Iss. 4, Artigo 2.

31. Asok, Nikhil & Raj, Stuti & Sonal, & Tandon, Ragni & Mahajan, Shally. (2020). Molar protaction -A review. IP Indian Journal of Orthodontics and Dentofacial Research. 6. 229-235. 10.18231/j.ijodr.2020.045.

32. Venugopal, Adith &Ghoussoub, Mona & Manzano, Paolo & Mehta, Prateek & Marya, Anand & Vaid, Nikhilesh & Ludwig, Björn & Bowman, S.. (2021). Protração molar em um adulto com má oclusão severa de Classe III de alto ângulo e cristas residuais em ponta de faca. Orthodontic Waves. 80.1-10. 10.1080/13440241.2021.1940749.

33. Shambhavi S Moharil, Kamble Ranjit, Renuka Talla, Protracção do Molar Mandibular, J Res Med Dent Sci, 2023, 11 (08): 092-098.

34. Woelfel, J.B.; Winter, C.M.; e Igarashi, T.: Estudo cefalométrico de cinco anos da reabsorção do rebordo mandibular com diferentes formas oclusais posteriores, Parte I: Construção da prótese e comparação inicial, J. Prosth. Dent. 36:602-623, 1976.

35. Irinakis, T.: Fundamentação para a preservação do alvéolo após a extração de um dente de raiz única quando se planeia a colocação futura de implantes, J. Can. Dent. Assoc. 72:917-922, 2006.

36. Kovacic', I.; Celebic', A.; Knezovic' Zlataric', D.; Stipetic', J.; e Papic', M.: Influência do índice de massa corporal e do tempo de edentulismo na reabsorção do rebordo alveolar residual em utilizadores de próteses completas, Coll. Antropol. 27(Suppl. 2):69-74, 2003.

37. Seibert, J.S.: Reconstrução de cristas deformadas, parcialmente edêntulas, utilizando enxertos onlay de espessura total, Parte I: Técnica e cicatrização de feridas, Compend. Cont. Ed. Dent. 4:437-453, 1983.

38. Allen, E.P.; Gainza, C.S.; Farthing, G.G.; e Newbold, D.A.: Técnica melhorada para aumento localizado do rebordo: Um relatório de 21 casos, J. Periodontol. 56:195-199, 1985.

39. Roberts, W.E.; Nelson, C.L.; e Goodacre, C.J.: Ancoragem de implante de crista para fechar um local de extração de um primeiro molar inferior, J. Clin. Orthod. 28:693-704, 1994.

40. Roberts, W.E.; Marshall, K.J.; e Mozsary, P.G.: Implante endósseo rígido utilizado como ancoragem para protrair molares e fechar um local de extração atrófico, Angle Orthod. 60:135-152, 1990

41. Thilander, B. e Myrberg, N.: The prevalence of malocclusion in Swedish schoolchildren, Scand. J. Dent. Res. 81:12-21, 1973.

42. Meskin, L.H. e Brown, L.J.: Prevalence and patterns of tooth loss in U.S. employed adult and senior populations, 1985-86, J. Dent. Educ. 52:686-691, 1988.

43. Adell, R.; Lekholm, U.; Rockler, B.; e Brånemark, P.I.: A 15-year study of osseointegrated implants in the treatment of the edentulous jaw, Int. J. Oral Surg. 10:387-416, 1981.

44. Deguchi, T.; Nasu, M.; Murakami, K.; Yabuuchi, T.; Kamioka, H.; e Takano-Yamamoto, T.: Quantitative evaluation of cortical bone thickness with computed tomographic scanning for orthodontic implants (Avaliação quantitativa da espessura do osso cortical com tomografia computorizada para implantes ortodônticos), Am. J. Orthod. 129:721.e7-12, 2006.

45. Katranji, A.; Misch, K.; e Wang, H.L.: Cortical bone thickness in dentate and edentulous human cadavers, J. Periodontol. 78:874-878, 2007.

46. Roberts, W.E.: Bone physiology, metabolism, and biomechanics in orthodontic practice, in Orthodontics: Princípios e Técnicas Actuais, 2.ª ed., ed., T.M. Graber e R.L. Vanarsdall, Mosice. T.M. Graber e R.L. Vanarsdall, Mosby, St. Louis, 1994, pp. 193-234.

47. Roberts, W.E.; Arbuckle, G.R.; e Analoui, M.: Rate of mesial translation of mandibular molars using implant-anchored mechanics, Angle Orthod. 66:331-338, 1996

48. Kuroda, S.; Yamada, K.; Deguchi, T.; Hashimoto, T.; Kyung, H.M.; e Takano-Yamamoto, T.: A proximidade da raiz é um fator importante para a falha do parafuso na ancoragem ortodôntica, Am. J. Orthod. 131(4 Suppl.):S68-S73, 2007.

49. Park, H.S.; Jeong, S.H.; e Kwon, O.W.: Factores que afectam o sucesso clínico dos implantes aparafusados utilizados como ancoragem ortodôntica, Am. J. Orthod. 130:18-25, 2006.

50. Zhou H, Yuan X, Hong H, et al. (16 de abril de 2024) Protracção do segundo molar mandibular para substituição do primeiro molar adjacente em falta com uma ansa Albert ancorada em MiniImplante A

51. Hom BM, Turley PK: Os efeitos do encerramento do espaço da área do primeiro molar inferior em adultos. Am J Orthod. 1984, 85:457-69. 10.1016/0002-9416(84)90085

52. Aldelaimi T, Khalil A: Dente decíduo impactado do segundo molar mandibular. Al-Anbar Med J. 2023, 19:74-74. 10.33091/amj.2023.178336

53. Chhibber A, Upadhyay M: Reforço da ancoragem com um aparelho funcional fixo durante a protracção dos segundos molares inferiores nos locais de extração dos primeiros molares. Am J Orthod Dentofacial Orthop. 2015, 148:165-73. 10.1016/j.ajodo.2015.02.029

54. Baik UB, Kim MR, Yoon KH, Kook YA, Park JH: verticalização ortodôntica de um terceiro molar impactado horizontalmente e protracção do segundo e terceiro molares inferiores para o espaço do primeiro molar em falta num paciente com mordidas cruzadas posteriores. Am J Orthod Dentofacial Orthop. 2017, 151:572-82. 10.1016/j.ajodo.2016.01.019 5

55. Nagaraj K, Upadhyay M, Yadav S: Ancoragem com parafusos de titânio para protracção de segundos molares inferiores em locais de extração de primeiros molares. Am J Orthod Dentofacial Orthop. 2008, 134:583-91. 10.1016/j.ajodo.2006.09.055

56. Cozzani M, Mazzotta L, Rinchuse DJ, Cozzani P: protracção assimétrica de molares mandibulares com mecânica convencional. J Clin Orthod. 2015, 49:304-11.

57. Kravitz ND, Jolley T: Protracção de molares mandibulares com dispositivos de ancoragem temporária. J Clin Orthod. 2008, 42:351-5. 8. Ruellas AC, Pithon MM, dos Santos RL: Mola helicoidal apoiada em mini-parafuso para verticalização de molares: descrição. Dental Press J Orthod. 2013, 18:45-9. 10.1590/s2176-94512013000100012

58. Kyung S-H, Choi J-H, Park Y-C: Ancoragem de mini-implante utilizada para protrair segundos molares inferiores em locais de extração de primeiros molares. J Clin Orthod. 2003, 37:575-9.

59. Magkavali-Trikka P, Emmanouilidis G, Papadopoulos MA: verticalização de molares mandibulares utilizando implantes ortodônticos mini-implantes: uma revisão sistemática. Prog Orthod. 2018, 19:1. 10.1186/s40510-017-0200-2

60. Gracco A, Lombardo L, Cozzani M, Siciliani G: Endireitamento de segundos molares inferiores inclinados mesialmente com um Uprighter Jet modificado. J Clin Orthod. 2007, 41:281-4. 2024 Zhou et al. Cureus 16(4): e58397. DOI 10.7759/cureus.58397 9

61. Keser E, Naini FB: Movimento dentário ortodôntico acelerado: técnicas cirúrgicas e o fenómeno aceleratório regional. Maxillofac Plast Reconstr Surg. 2022, 44:1. 10.1186/s40902-021-00331-5

62. Han KH, Park JH, Bayome M, Jeon IS, Lee W, Kook YA: Efeito da aplicação frequente de terapia laser de baixa intensidade na movimentação de dentes corticotomizados em cães: um estudo piloto. J Oral Maxillofac Surg. 2014, 72:1182.e1- 12. 10.1016/j.joms.2014.02.028

63. Kook YA, Lee W, Kim SH, Chung KR: Encerramento de espaços assistido por corticotomia em pacientes adultos com molares inferiores em falta. J Clin Orthod. 2013, 47:85-95.

64. Al-Areqi MM, Abu Alhaija ES, Al-Maaitah EF: Efeito da piezocisão na protracção do segundo molar inferior. Angle Orthod. 2020, 90:347-53. 10.2319/080419-511.1

65. She X, Deguchi T, Yao H, Zhou J: Efeito biomecânico da osteotomia selectiva e da corticotomia na verticalização ortodôntica dos molares. Am J Orthod Dentofacial Orthop. 2021, 160:292-301. 10.1016/j.ajodo.2020.06.034

66. Mathews DP, Kokich VG: Aceleração do movimento dentário: o caso contra a ortodontia induzida por corticotomia. Am J Orthod Dentofacial Orthop. 2013, 144:5-13. 10.1016/j.ajodo.2013.04.008

67. Baik UB, Kang JH, Lee UL, Vaid NR, Kim YJ, Lee DY: Factores associados à mesialização espontânea dos terceiros molares inferiores impactados após a protracção dos segundos molares. Angle Orthod. 2020, 90:181-6. 10.2319/050919-322.1

68. Baik UB, Kook YA, Bayome M, Park JU, Park JH: Padrões de erupção vertical de terceiros molares inferiores impactados após a mesialização dos segundos molares usando mini-implantes. Angle Orthod. 2016, 86:565-70. 10.2319/061415-399.1

69. Baik UB, Jung JY, Jung HJ, et al: Alterações ósseas alveolares após a protracção de molares em adultos jovens com segundos pré-molares ou primeiros molares inferiores em falta. Angle Orthod. 2022, 92:64-72. 10.2319/022321-147.1

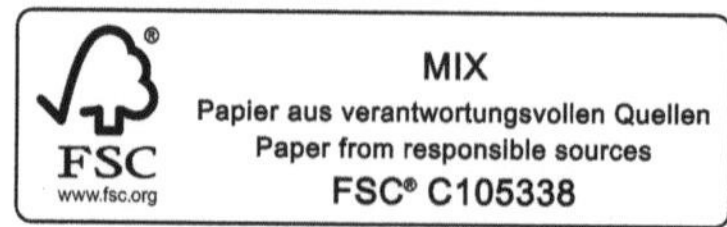

Printed by Books on Demand GmbH, Norderstedt / Germany